Barbara Goetz

Asthma bei Kindern und Jugendlichen

Ein Ratgeber für Betroffene, Angehörige und alle Interessierten

RATGEBER

für Angehörige, Betroffene und Fachleute

Herausgeber

DEUTSCHER VERBAND DER
ERGOTHERAPEUTEN E.V.

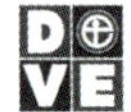

Barbara Goetz

Asthma bei Kindern und Jugendlichen

Ein Ratgeber für Betroffene, Angehörige und alle Interessierten

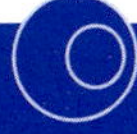

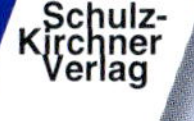

Bibliografische Information der Deutschen Nationalbibliothek
Die Deutsche Nationalbibliothek verzeichnet diese Publikation in der Deutschen Nationalbibliografie; detaillierte bibliografische Daten sind im Internet über http://dnb.d-nb.de abrufbar.

1. Auflage 2017
ISBN 978-3-8248-1212-7
eISBN 978-3-8248-9993-7

Mollweg 2, D-65510 Idstein
Vertretungsberechtigte Geschäftsführer:
Dr. Ullrich Schulz-Kirchner, Nicole Haberkamm
Titelfoto: © altanaka - Fotolia.com
Fotos S. 30/31 mit freundlicher Genehmigung von PARI GmbH und iKOMM/Deutsche Atemwegsliga e.V.; S. 37 © fovito - Fotolia.com; S. 39 © Maren Ferber
Fachlektorat: Reinhild Ferber
Lektorat: Doris Zimmermann
Umschlagentwurf und Layout: Petra Jeck, Ina Richter
Druck und Bindung:
TZ-Verlag & Print GmbH, Bruchwiesenweg 19, 64380 Roßdorf
Printed in Germany

Inhaltsverzeichnis

Vorwort des Herausgebers

Die „Ratgeber für Angehörige, Betroffene und Fachleute" vermitteln kurz und prägnant grundlegende Kenntnisse (auf wissenschaftlicher Basis) und geben Hilfestellung zu ausgewählten Themen aus den Bereichen Ergotherapie, Sprachtherapie und Medizin. Die Autorinnen und Autoren dieser Reihe sind ausgewiesene Fachleute, die sich durch besondere Kenntnisse im thematisierten Bereich ausweisen. Sie sind jeweils für den Inhalt selbst verantwortlich und stehen Ihnen für Rückfragen gerne zur Verfügung.

Im Ratgeber „Asthma bei Kindern und Jugendlichen" hat die Autorin Barbara Goetz ihre Erfahrung als examinierte Kinderkrankenschwester und ihr Know-how als Medizinredakteurin miteinander verbunden. So schafft sie den Spagat zwischen wissenschaftlichem Anspruch und Verständlichkeit, um auch Laien einen guten Einstieg in das Thema zu ermöglichen. Hierbei greift sie die notwendigen Fachbegriffe auf, erläutert sie aber leicht verständlich, sodass zukünftige Gespräche zwischen Medizinern und Betroffenen erleichtert werden.

Unter der Überschrift „Was ist Asthma?" geht die Autorin auf die Hintergründe und die Krankheitsfolgen ein. Besonderes Augenmerk legt sie dabei auf die Systematik der Behandlung nach einem festen Leitlinienprotokoll - ausgehend von der Diagnostik über die Behandlungsmöglichkeiten bis hin zum sogenannten Selbstmanagement.

Im Diagnostikkapitel erläutert sie die genaue medizinische Vorgehensweise, im Rahmen der Behandlung stehen dann die Medikamente mit ihren Wirkweisen, Darreichungsformen sowie die korrekte Einnahme im Mittelpunkt. Das Kapitel „Selbstmanagement" beleuchtet die bei einer chronischen Erkrankung so wichtige Einstellung und Mitwirkung bei der Behandlung.

Der Ratgeber gibt einen guten Überblick über die Anforderungen, die Familien mit Kindern und Jugendlichen mit Asthma zu bewältigen haben, und bietet Lösungsvorschläge für eventuell auftretende Fragen und Probleme. Er empfiehlt sich somit für Eltern und Angehörige, aber auch für Fachleute, die einen Einstieg in das Thema finden möchten.

Wir hoffen, mit diesem Ratgeber dazu beizutragen, dass die Kinder und Jugendlichen gemeinsam mit ihren Familien trotz ihrer chronischen Beeinträchtigung einen möglichst reibungslosen Alltag erleben dürfen.

Arnd Longrée
Herausgeber für den DVE

Einleitung

Asthma bronchiale ist die häufigste chronische Erkrankung im Kindes- und Jugendalter. In den meisten Fällen ist Asthma heute gut behandelbar. Neben der medikamentösen Therapie gibt es eine Reihe von Maßnahmen, mit denen Sie als Eltern und, altersentsprechend angeleitet, in zunehmendem Maße auch Ihr asthmakrankes Kind auf den Verlauf der Erkrankung positiv einwirken können.

Mit diesem Ratgeber erhalten Sie medizinische Informationen rund um das Krankheitsbild, aber auch viele nützliche Tipps, mit denen Sie mehr und mehr zum Experten werden und die Ihnen Mut machen wollen, die Herausforderung Asthma zuversichtlich anzunehmen.

Ziel für Kinder mit Asthma und ihre Familien ist eine optimale Kontrolle der Symptome, um Betroffenen einen unbeschwerten Alltag und allen Beteiligten eine größtmögliche Lebensqualität zu bieten.

Dieser Ratgeber ist insbesondere für Eltern, aber auch für ältere Kinder/Jugendliche geschrieben, die neu mit der Erkrankung konfrontiert sind. Aber auch erfahrene Familien profitieren von dem kompakten Wissen und können ihr medizinisches und praktisches Know-how in puncto Asthma auffrischen und erweitern.

Was ist Asthma?

Asthma bronchiale, meist verkürzend als „Asthma" bezeichnet, ist eine chronisch entzündliche Erkrankung der Bronchialschleimhaut, die zu einer Überempfindlichkeit der Bronchien führt. Bei Kontakt mit bestimmten Reizen (→ Auslöser für Asthma) reagieren die Bronchien von Menschen mit Asthma mit vermehrter Absonderung von zähem Schleim, Schleimhautschwellung und einer Verkrampfung der Bronchialmuskulatur. Folge: Die Atemwege verengen sich und die „typischen" Asthmaanzeichen (→ Symptome) treten auf.

Asthma tritt anfallsweise auf. Es gibt, je nach dem Grad der → Asthmakontrolle, Zeiträume mit stärkeren und schwächeren Symptomen, aber auch beschwerdefreie Phasen. Dauerhafte Beschwerden („schweres" oder „persistierendes" Asthma) liegen bei weniger als zehn Prozent der Erkrankungsfälle im Kindes- und Jugendalter vor.

Asthma ist zudem ein sehr komplexes Krankheitsbild, an dessen Entstehung, Verlauf und Beschwerdebild diverse Faktoren beteiligt sind, die sich zum Teil gegenseitig bedingen: Neben einer genetischen Veranlagung sind verschiedene Auslöser mit psychischen, infektiösen, immunologischen und anderen Prozessen möglich.

„Bronchiale Hyperreagibilität" oder **„Bronchiale Hyperreaktivität"** lauten die medizinischen Begriffe für die Überempfindlichkeit der Bronchien. Im Verlauf der Erkrankung werden Sie eine Fülle von Fachausdrücken kennen und – keine Sorge – mit der Zeit auch verstehen lernen.

Wie verbreitet ist Asthma?

Asthma bronchiale ist die häufigste chronische Erkrankung im Kindes- und Jugendalter: In der Altersgruppe von sechs bis 14 Jahren sind etwa zehn bis 14 Prozent der Kinder davon betroffen. In etwa 80 Prozent der Fälle bricht die Krankheit vor dem sechsten Lebensjahr aus.

Bei 30 Prozent der erkrankten Kinder treten die ersten Asthmasymptome bereits im ersten Lebensjahr auf. Je später bei Kindern erste Asthmaanzeichen auftreten, desto wahrscheinlicher ist eine allergische Ursache (→ Asthmaformen). Bei circa der Hälfte der Erkrankten bilden sich die asthmatischen Beschwerden bis zur Pubertät zurück.

Asthmaformen

Asthma kann als allergische und nicht allergische Form oder als gemischte Form auftreten. Die überwiegende Zahl der jungen Menschen mit Asthma (etwa 90 Prozent) weist ein rein allergisch bedingtes Asthma beziehungsweise eine Mischform auf. Nicht allergische Ursachen für Asthma liegen bei unter fünf Prozent.

Manchmal geht auch ein anfänglich allergisches Asthma im Verlauf in eine nicht allergische Form über. Ebenso ist es möglich, dass ein ursprünglich als Nahrungsmittelallergie, Neurodermitis oder Heuschnupfen manifestiertes Krankheitsbild in Asthma übergeht.

Die zugrunde liegenden Entstehungsursachen (dauerhafte Entzündung der Bronchien – Überempfindlichkeit gegenüber verschiedenen Reizen – Verengung der Atemwege) sind bei allen Asthmaformen vergleichbar. Unterscheidendes Merkmal sind die im Körper ablaufenden Krankheitsmechanismen. Zudem liegt der Erkrankungsbeginn beim nicht allergischen Asthma bevorzugt bei der Altersgruppe der über 40-Jährigen und tritt beispielsweise infolge einer Lungenentzündung oder einer anderen Infektion der unteren Atemwege auf.

Allergie und Immunsystem

Das Immunsystem hat unter anderem die Aufgabe, potenzielle Krankheitserreger wie Bakterien, Viren, Parasiten, Pilze etc. abzuwehren. Bei einer Allergie hat das Immunsystem sozusagen „verlernt", zwischen krank machenden Substanzen und eigentlich harmlosen Stoffen zu unterscheiden.

Auslöser für Allergien (Allergene), wie Pollen, Nahrungsmittel, Schimmelpilze und verschiedene andere Substanzen, die von sich aus keinen Krankheitswert haben, werden vom Immunsystem des Allergikers als Angreifer eingestuft, gegen die der Körper geschützt werden muss.

Was passiert im Körper?

Beim ersten Kontakt mit einem Allergen wird das Immunsystem aktiviert, das dann Antikörper gegen den vermeintlichen Feind bildet. Diese Antikörper bestehen aus bestimmten Eiweißkomplexen, sogenannten Immunglobulinen, die in verschiedene Klassen eingeteilt sind. Beim allergieauslösenden Prozess spielt das Immunglobulin der Klasse E (abgekürzt: IgE) eine Schlüsselrolle. Allergiker bilden große Mengen an IgE, das auch in Form eines erhöhten IgE-Spiegels im Blut nachweisbar ist (→ Diagnostik).

Dieser Vorgang wird als Sensibilisierung bezeichnet, der Patient ist gegen das Allergen „sensibilisiert", Symptome treten noch nicht auf. Erst beim erneuten Kontakt mit demselben Allergen wird durch eine Bindung des Allergens an den Antikörper die allergische Reaktion mit den folgenden Symptomen ausgelöst:

- Tränende und juckende Augen
- Fließschnupfen
- Hauterscheinungen
- Engstellung der Bronchien

Beim nicht allergischen Asthma laufen zwar ebenfalls Abwehrreaktionen im Körper ab, jedoch sind hierfür andere Auslöser verantwortlich. Ein Anstieg von Immunglobulin E ist nicht oder nur in geringem Maße nachweisbar.

Nicht das Allergen als solches, sondern die übermäßige Immunreaktion auf einen Stoff führt zur allergischen Reaktion. Andere Begriffe für Allergie sind **Überempfindlichkeit** oder **Hypersensibilität**.

Kleines Allergie-ABC

- Allergietypen
- Atopie
- Kreuzallergie
- Pseudoallergie

Je nach dem Zeitraum vom Allergenkontakt bis zum Auftreten der Symptome sowie nach bestimmten immunologisch ablaufenden Prozessen werden die Allergien in vier verschiedene Typen unterteilt. Die **Typ-1-Allergie**, auch als Soforttyp bezeichnet, ist die häufigste Form, bei der die allergische Reaktion in Sekunden- oder Minutenschnelle nach dem Allergenkontakt auftritt und die mit einer vermehrten IgE-Ausschüttung verbunden ist. Asthma und Heuschnupfen gehören zu dieser Klasse von Allergien.

Unter einer **Atopie** versteht man in der Medizin eine erblich bedingte erhöhte Bereitschaft, eine allergische Erkrankung mit gesteigerter IgE-Bildung – also eine Allergie vom Soforttyp – zu entwickeln.

Patienten, die eine Pollenallergie aufweisen, reagieren eventuell auch auf andere Stoffe allergisch. Das kann der Fall sein, wenn Substanzen ähnliche Eiweißbausteine aufweisen wie das primäre Allergen. Man spricht dann von einer **Kreuzallergie**. Bei Pollenallergikern zeigt sich eine Kreuzreaktion am ehesten mit bestimmten

Nahrungsmitteln, daher findet man für diesen Zusammenhang auch den Begriff „pollenassoziierte Nahrungsmittelallergie".

Von einer **Pseudoallergie** wird gesprochen, wenn allergieähnliche Hauterscheinungen (Quaddeln, Rötung, Juckreiz), Fließschnupfen, Übelkeit und Durchfall oder auch asthmatische Symptome auftreten – jedoch kein IgE im Blut nachgewiesen werden kann. Hervorgerufen wird eine Pseudoallergie beispielsweise durch einige Zusatzstoffe oder auch natürliche Bestandteile in Nahrungsmitteln, die eine Ausschüttung von Histamin anregen (→ Pricktest).

Entstehungsursachen für Asthma

Verschiedene Risikofaktoren können zur Entstehung von Asthma beitragen.

Gene

Die Zusammenhänge um die erbliche Komponente sind bei der Entstehungsursache, insbesondere beim allergischen Asthma, am besten bekannt. Ist beispielsweise ein Elternteil Allergiker (also an Asthma, Heuschnupfen oder Neurodermitis erkrankt), ist die Wahrscheinlichkeit für Sohn oder Tochter, an Asthma zu erkranken, um 20 bis 40 Prozent erhöht. Sind beide Eltern betroffen, steigt das Erkrankungsrisiko für den Nachwuchs auf 40 bis 60 Prozent.

Kinder, die genetisch bedingt ursprünglich ein anderes allergisches Krankheitsbild wie Heuschnupfen etc. aufweisen, erkranken häufiger an Asthma als ihre Altersgenossen ohne entsprechende Vorgeschichte.

Der Übergang einer allergischen Reaktion von den oberen auf die unteren Atemwege (von Heuschnupfen auf Asthma) wird als „Etagenwechsel" bezeichnet.

Passivrauchen

Rauchen Frauen während der Schwangerschaft, ist das Risiko für deren Kinder, an Asthma zu erkranken, doppelt so hoch wie für die Kinder werdender Mütter ohne Nikotinkonsum. Kinder von rauchenden Eltern leiden schon als Kleinkinder häufiger unter Atemproblemen wie Bronchitis und einer Verengung der Bronchien mit pfeifender Atmung.

Geburtsgewicht

Zu früh geborene Kinder mit einem niedrigen Geburtsgewicht haben ebenfalls ein erhöhtes Risiko, Asthma zu entwickeln. Anfänglich leiden die Kinder häufig an Bronchitis. Die dadurch hervorgerufenen entzündlichen Veränderungen bereiten den Boden für die bronchiale Überempfindlichkeit und damit für eine höhere Wahrscheinlichkeit, Asthma zu entwickeln.

Auslöser für Asthma

Es gibt eine Reihe von Substanzen, die bei Asthmapatienten zu akuter Atemnot führen können. Auslöser, auch „Trigger" genannt, sind beispielsweise:

- Pollen bestimmter Gräser und Bäume
- Schimmelsporen
- Nahrungsmittel
- Hausstaubmilben
- Tabakrauch und andere Luftschadstoffe wie Abgase etc.
- Körperliche Anstrengung
- Seelische Belastung
- Kälte und Wetterumschwünge
- Infekte
- Medikamente (wie Aspirin oder andere Schmerzmittel)
- Rückfluss von Magensäure in die Speiseröhre
- etc.

Einheitliche Versorgungsstandards

Die Entwicklung einheitlicher Richtlinien auf nationaler wie auf internationaler Ebene hat die medizinische Versorgung von Asthmapatienten in den vergangenen Jahren deutlich verbessert.

Nationale Versorgungsleitlinie Asthma – NVL

Bundesweit vergleichbare Standards der Verfahren und Erkenntnisse zur Effizienzsteigerung von Diagnostik, Therapie und vorbeugenden Maßnahmen sind in der NVL Asthma festgehalten.

Unter Beteiligung einer Vielzahl von Fachverbänden haben Bundesärztekammer (BÄK) und Kassenärztliche Bundesvereinigung (KBV) sowie die Arbeitsgemeinschaft der Wissenschaftlichen Medizinischen Fachgesellschaften (AWMF) mit der Leitlinie Asthma für Mediziner in Klinik und Praxis sowie für deren Kooperationspartner im Gesundheitswesen allgemeingültige Handlungsempfehlungen erarbeitet.

Nationale Versorgungsleitlinien, die es auch für andere chronische Erkrankungen wie zum Beispiel für Diabetes mellitus gibt, dienen darüber hinaus als Grundlagen für strukturierte medizinische Behandlungsprogramme („Disease-Management-Programme", kurz: DMP). In diesen Programmen arbeiten Mediziner und andere Berufe im Gesundheitswesen aus verschiedenen Fachrichtungen und Versorgungsbereichen koordiniert zusammen. Die Behandlung erfolgt nach dem aktuellen Stand der Wissenschaft mit Methoden, deren Wirksamkeit und Sicherheit überprüft sind (→ Behandlung von Asthma). Wenn Sie Interesse haben, am DMP Asthma teilzunehmen, wenden Sie sich an Ihre Krankenkasse. Dort erhalten Sie detaillierte Informationen.

Zu vielen Nationalen Versorgungsleitlinien gibt es Patientenleitlinien, die in verständlicher Form die Inhalte der NVL darstellen, über Hintergründe und Ursachen der Erkrankung informieren, auf weiterführende Informationsquellen verweisen und darüber hinaus praktische Tipps, beispielsweise für das Arztgespräch, vermitteln.

Global Initiative for Asthma – GINA

Auch international tut sich viel in der Asthmaforschung. So setzen sich mit der globalen Vereinigung GINA Expertengremien aus mehr als 50 Nationen für die Belange von Asthmapatienten und ihren Angehörigen ein. Die erklärten Ziele von GINA sind unter anderem:

- Steigerung der öffentlichen Wahrnehmung von Asthma bronchiale und seiner Konsequenzen für das Gesundheitswesen
- Unterstützung der Ursachenforschung für das vermehrte Auftreten von Asthma
- Unterstützung von Studien, die sich mit dem Zusammenhang von Asthma und Umwelt beschäftigen
- Reduktion der Asthmaerkrankungen
- Verbesserung der Asthmatherapie
- Verbesserte Verfügbarkeit und ein breiterer Zugang zu effektiver Asthmatherapie

Symptome

Mögliche Anzeichen für Asthma sind:

- Pfeifendes oder brummendes Atemgeräusch („Giemen")
- Engegefühl in der Brust
- Trockener Husten oder Husten mit zähem Schleim
- Kurzatmigkeit

Häufig treten die Symptome nachts, saisonal abhängig oder auch bei körperlicher Anstrengung verstärkt auf.

Mögliche Anzeichen eines schweren Asthmaanfalls sind:

- Starke Luftnot
- Schnelle, oberflächliche Atmung
- Erschwerte und verlängerte Ausatmung
- Husten ohne oder mit Auswurf von zähem glasigen Schleim
- Blauverfärbung von Lippen und/oder blasses Munddreieck als Zeichen von Sauerstoffmangel
- Angst und Unruhe
- Kalter Schweiß
- Erhöhte Pulsfrequenz
- Einsatz der Atemhilfsmuskulatur

Als Atemhilfsmuskulatur werden die Muskelpartien von Brust-, Schulter- und Bauchmuskulatur bezeichnet, die bei angestrengter Ein- oder Ausatmung zusätzlich an der Atmung beteiligt sind. Bei Patienten im akuten Asthmaanfall kann man oft beobachten, dass sie die Arme bei leicht vorgebeugtem Oberkörper aufstutzen oder dass sich der Brustkorb deutlich sichtbar einzieht.

Der Einsatz der Atemhilfsmuskulatur dient dazu, das Brustkorbvolumen zu vergrößern und so der eingeschränkten Atmung entgegenzuwirken. In der Asthmaschulung (→ Selbstmanagement) lernen Patienten unter anderem, mit verschiedenen Körperstellungen die Atemhilfsmuskulatur bewusst gegen die Atemnot einzusetzen.

Im Kapitel „Selbstmanagement" erfahren Sie auch, wie Sie den mit einem akuten Asthmaanfall häufig einhergehenden Teufelskreis aus Atemnot – Angst – Verstärkung der Symptome – vermehrte Angst – unterbrechen können.

Diagnostik

Besteht bei Ihrem Kind der Verdacht auf Asthma, erfolgen verschiedene Untersuchungen, um die Diagnose zu bestätigen oder um herauszufinden, ob gegebenenfalls andere Gründe für die Beschwerden verantwortlich sind. Zur Diagnostik zählen:

- Ausführliches Gespräch
- Körperliche Untersuchung
- Lungenfunktionstests
- Allergieabklärung
- Hauttests
- Laboruntersuchungen

Anamnese und körperliche Untersuchung

Um sich ein genaues Bild von Ursache und Verlauf der Erkrankung Ihres Kindes machen zu können, benötigt der Arzt eine Vielzahl von Informationen. Als Erstes erfolgt ein ausführliches Gespräch zur Erhebung der Krankheitsvorgeschichte und der aktuellen Beschwerden (Anamnese) mit Ihnen und Ihrem Kind, in dem folgende Fragen gestellt werden:

- Treten die Beschwerden anfallartig auf?
- Hat Ihr Kind nachts Atemnot oder Husten (mit und ohne Auswurf)?
- Gibt es bestimmte Stoffe oder Situationen, die Husten und Atemnot hervorrufen?
    - Nikotin
    - Haustiere
    - Pollen
    - Körperliche Anstrengung
    - Stressfaktoren
    - etc.
- Wie häufig sind Atemwegsinfektionen und sind diese mit Luftnot verbunden?
- Ändern sich die Beschwerden mit den Jahreszeiten?
- Sind bei nahen Verwandten (Eltern, Geschwister) Asthma oder Allergien bekannt?

Bei der körperlichen Untersuchung wird die Allgemeinverfassung beurteilt, die oft unauffällig ist. Insbesondere aber wird der Arzt die Lunge auf etwaige Nebengeräusche abhören.

Machen Sie sich vor dem Arztbesuch schriftliche Notizen mit allen Infos und Anmerkungen, um sie dem Arzt mitzuteilen, und allen Fragen, die Sie stellen wollen.

Lungenfunktionsuntersuchungen

Des Weiteren werden zur Überprüfung der Lungenfunktion – kurz LuFu genannt – Tests durchgeführt, die Rückschlüsse auf die Leistungsfähigkeit der Lunge zulassen. Insbesondere soll festgestellt werden, ob Verengungen der Bronchien vorliegen, die die Atmung behindern. Für die Bewertung der Lungenfunktion eignen sich unter anderem die Peak-Flow-Messung, die Spirometrie und die Ganzkörperlungenfunktion. Bei Kindern im Vorschulalter, die bei der Ausführung bestimmter Atemmanöver noch nicht ausreichend kooperieren können, ist möglicherweise die Impuls-Oszillometrie eine Untersuchungsoption. Welche der genannten Lungenfunktionstests für Ihr Kind zur Diagnosesicherung sinnvoll und notwendig sind, wird Ihr Arzt mit Ihnen besprechen.

Die Ergebnisse der Erstuntersuchung gelten als Referenzwerte und werden für die Verlaufskontrolle herangezogen, um beurteilen zu können, wie sich das Asthma über die Zeit entwickelt.

Peak-Flow-Messung

Peak Flow steht für „stärkste Strömung" oder „Spitzenfluss". Gemeint ist die maximale Stärke des Luftstroms beim Ausatmen (nach maximaler Einatmung), dessen Wert als Ausatmungsspitzenfluss (= Peak Expiratory Flow, kurz: PEF) angegeben wird. Gemessen wird mit einem kleinen Gerät, dem Peak-Flow-Meter. Ein Abfall des PEF-Wertes verweist auf verengte Bronchien – und damit auf ein diagnostisches Puzzleteil, das möglicherweise für Asthma spricht.

Allerdings hat die Peak-Flow-Messung im Rahmen der diagnostischen Verfahren nur eine begrenzte Aussagekraft. Wesentlich wichtiger ist die Messung für die Verlaufskontrolle, das heißt die regelmäßige Durchführung der Messung zu Hause durch Sie selbst. Details zur Peak-Flow-Messung finden Sie im Kapitel „Selbstmanagement".

Kleine Lungenfunktion: Spirometrie

Bei der Spirometrie, auch „kleine Lungenfunktion" genannt, wird gemessen, wie die Luftmenge in den Atemwegen fließt. Die Aufzeichnung der sogenannten Fluss-Volumen-Kurve mit einer Vielzahl von Messpunkten ermöglicht bereits eine gewisse Zuordnung zum Krankheitsbild Asthma.

Bei der Untersuchung atmet der Patient über ein Mundstück, das mit einem Mess- und Aufzeichnungsgerät (Spirometer) verbunden ist, zunächst normal ein und aus. Gegebenenfalls wird die Nase mit einer Klemme verschlossen. Auf Anweisung der untersuchenden Person müssen bestimmte Atemmanöver durchgeführt werden, um zuverlässige Werte erzielen zu können.

Diese Methode eignet sich ebenso zur Diagnostik wie zur Verlaufskontrolle und kann bei Kindern ab einem Alter von etwa sechs Jahren durchgeführt werden.

Große Lungenfunktion: Ganzkörperplethysmographie

Die große Lungenfunktion (auch als „Ganzkörperlungenfunktion" oder „Ganzkörperplethysmographie" bezeichnet) erfasst weitere über die Spirometrie hinausgehende Lungenwerte, wie Strömungshindernisse in den Bronchien („Atemwegswiderstand"). Darüber hinaus kann mit der Ganzkörperlungenfunktion die totale Lungenkapazität gemessen werden, das heißt das nach maximaler Einatmung gesamte in der Lunge vorhandene Luftvolumen.

Bronchospasmolysetest

In bestimmten Fällen wird die Lungenfunktionsprüfung noch durch einen Bronchospasmolysetest ergänzt. Hierbei wird beurteilt, ob durch Inhalation von bronchienerweiternden Medikamenten (wie sie auch in der → Behandlung von Asthma angewendet werden) eine Verbesserung der Werte eintritt. Ist dies der Fall, ist ein weiterer Baustein zur Bestätigung der Diagnose Asthma ermittelt.

Dieses Verfahren wird auch als „Reversibilitätstest" bezeichnet, weil mit dieser Untersuchung bewiesen wird, dass die Beschwerden mit den Medikamenten wieder umkehrbar, also reversibel sind.

Impulsoszillometrie (IOS)

Bei dieser Messtechnik werden für den Patienten völlig schmerzfrei über einen Lautsprechergenerator nicht wahrnehmbare Schallwellen in die Atemwege gesendet und dort verschiedenartig reflektiert. Die mathematische Analyse der Reflexionsmuster erlaubt Rückschlüsse auf eventuelle Widerstände in den Atemwegen, wie sie beispielsweise durch Verengungen hervorgerufen werden. Auch die Dehnbarkeit und Elastizität der Bronchien kann mit der Impulsoszillometrie bestimmt werden.

Der Vorteil dieser Messung besteht darin, dass sie schon bei Kleinkindern, etwa ab dem dritten Lebensjahr, möglich ist.

Spezielle Software

Bei jungen Kindern kann zur Lungenfunktionsprüfung auch spezielle Software eingesetzt werden, bei der beispielsweise auf einem PC-Monitor virtuelle Kerzen ausgepustet werden müssen.

Provokationstest

Des Weiteren kann bei Verdacht auf allergisch bedingtes Asthma ein Provokationstest durchgeführt werden: Dabei inhaliert der Patient das vermutete Allergen unter ärztlicher Aufsicht, um eine Reaktion auszulösen. Aber auch Anstrengungsasthma oder durch andere Auslöser hervorgerufenes Asthma lässt sich durch einen Provokationstest diagnostisch erhärten.

Wichtige Werte der Lungenfunktion

Von der Vielzahl an Parametern, die bei einem Lungenfunktionstest gemessen und aufgezeichnet werden, sind die folgenden Werte für Ihren Überblick und die Verlaufskontrolle wichtig:

- FEV-Wert (Forciertes Expiratorisches Volumen = Atemvolumen bei verstärkter Ausatmung)
  - wird ermittelt, indem die Patienten aufgefordert werden, nach maximaler Einatmung alle Luft schnell und kräftig auszuatmen
- FEV1-Wert = Forciertes Expiratorisches Ein-Sekundenvolumen (oder Ein-Sekundenkapazität)
  - ist die Menge an Luft, die nach maximaler Einatmung mit aller Kraft in einer Sekunde ausgeatmet werden kann
  - je stärker die Bronchien verengt sind, desto weniger Luft kann insgesamt und in einem bestimmten Zeitraum ausgeatmet werden
- Vitalkapazität
  - bezeichnet die Menge an Luft, die nach maximaler Ausatmung maximal eingeatmet werden kann
- Restvolumen (auch: Residualvolumen)
  - bezeichnet die Menge an Luft, die nach maximaler Ausatmung in der Lunge verbleibt

Keine Angst vor dem Fachchinesisch: Je mehr Sie und Ihre Familie mit der Erkrankung vertraut werden und je besser Sie sich informieren, desto mehr werden Sie – und mit zunehmendem Alter auch Ihr Kind – zum Experten der Erkrankung und damit auch heimisch in der „Asthmasprache".

Allergieabklärung

Um zu untersuchen, ob eine allergische Ursache für das Asthma verantwortlich ist oder überhaupt allergisches Asthma vorliegt, können ein Hauttest (Pricktest) und Blutuntersuchungen durchgeführt werden.

Pricktest

Beim Pricktest werden unter ärztlicher Kontrolle kleine Mengen von standardisierten, industriell gefertigten Allergenlösungen auf der Haut, üblicherweise auf der Unterarminnenseite, aufgetragen. Die Orte für die verschiedenen Allergene werden markiert und beschriftet. Je ein Tropfen eines Allergens wird pro Markierung aufgetragen und anschließend die Haut an dieser Stelle mit einer kleinen Nadel (Lanzette) ganz oberflächlich eingeritzt. Ein Hinweis für eine mögliche allergische Reaktion auf eine oder mehrere der getesteten Substanzen zeigt sich nach etwa 20 Minuten in Form von Rötung, Juckreiz oder Quaddelbildung.

Zur Ergebniskontrolle werden gleichzeitig die Reaktionen auf Histamin und eine wirkstofffreie Kochsalzlösung getestet. Histamin ist einer der Botenstoffe, die – bei entsprechender Veranlagung – eine allergische Reaktion „anschieben". Um den Allergieverdacht zu bestärken, muss der Kontakt mit Histamin eine Reaktion auslösen (Positivkontrolle), der Kontakt mit der Kochsalzlösung darf keine beziehungsweise lediglich eine minimale Hauterscheinung zeigen (Negativkontrolle).

Abschließend begutachtet, misst und protokolliert der Arzt das Ausmaß der Hauterscheinungen. Aus den Quer- und Längsdurchmessern aller Quaddeln wird der sogenannte Hautindex errechnet. Die Höhe des Hautindex bestimmt darüber, ob der Pricktest positiv ist.

Blutuntersuchung

Zur weiteren Allergiediagnostik kann das Blut auf IgE-Antikörper untersucht werden. Dies geschieht unter anderem dann, wenn das Pricktestergebnis nicht mit der Symptomatik und dem Beschwerdebild des Patienten zusammenpasst.

Bestimmt werden können die Höhe des IgE-Spiegels (Gesamt-IgE) sowie spezifische, also durch bestimmte Allergene produzierte IgE-Antikörper. Mit diesem sogenannten „Radio-Allergo-Sorbent-Test" – abgekürzt einfach RAST – lässt sich ein breites Spektrum an Allergenen testen, die bei entsprechender Reaktion Rückschlüsse auf eine Allergiebereitschaft erlauben. RAST-Ergebnisse werden in Klassen von „0" bis „6" eingeteilt. Je höher der Wert, desto größer die Allergiewahrscheinlichkeit.

Erhöhte IgE-Spiegel im Blut wie auch ein positiver Pricktest werden im Rahmen der Allergiediagnostik jedoch nicht isoliert betrachtet, sondern immer nur in der Zusammenschau mit dem Beschwerdebild, der Anamnese und allen weiteren Befunden des Patienten beurteilt.

Asthma ist in Entstehung und Verlauf ein sehr komplexer und gleichermaßen individueller Prozess, sodass weitere Untersuchungen notwendig sein können.

Behandlung von Asthma

Bestätigen die vorgenommenen Untersuchungen die Diagnose Asthma, wird die Therapie nach einem medikamentösen → Stufenplan ausgerichtet, der sich an den Empfehlungen der Nationalen Versorgungsleitlinie Asthma (NVL) und der „Global Initiative for Asthma" (GINA) orientiert. Stufenplan und therapeutisches Ziel – das Erreichen einer optimalen → Asthmakontrolle – werden im Folgenden erläutert.

Die gute Nachricht: Asthma ist heute in den meisten Fällen durch eine kontinuierliche Therapie, die konstruktive Zusammenarbeit mit dem Arzt und ein gezieltes Selbstmanagement gut zu beherrschen.

Therapeutisches Ziel ist es, mithilfe ineinandergreifender medikamentöser und nicht-medikamentöser Maßnahmen das Asthma bestmöglich zu kontrollieren. Optimale Asthmakontrolle heißt: Patienten mit Asthma ein beschwerdefreies Leben und damit eine unbeschwerte und uneingeschränkte Teilnahme an Schul-/Berufsalltag, Freizeitaktivitäten und Familienleben ebenso zu ermöglichen wie ihren gesunden Altersgenossen.

Die Säulen der Asthmatherapie

- Medikamentöse Behandlung
  - Controller und Reliever
  - Einmaleins des Inhalierens: Wie inhaliere ich richtig?
  - Asthmakontrolle und Stufenplan
- Ergänzende Methoden
  - Naturheilverfahren
  - Physiotherapie
  - Psychotherapie

Medikamentöse Behandlung

Controller und Reliever

Zur medikamentösen Behandlung werden bei Asthma zwei Wirkstoffgruppen, dauerhaft oder bedarfsweise, eingesetzt:

- Controller (Dauermedikamente) = entzündungshemmende und bronchienerweiternde Medikamente, die dauerhaft eingenommen werden
- Reliever (Bedarfsmedikamente) = bronchienerweiternde Medikamente, die bei Bedarf (verstärkte Atemnot oder Asthmaanfall) eingenommen werden

Die meisten Asthmamedikamente werden in inhalativer Form angeboten. Mit dem Einatmen gelangen die Wirkstoffe direkt in die Atemwege und entfalten so ihre Wirkung am Ort des krankhaften Geschehens. Daher kommt der Inhalationstechnik und der richtigen Anwendung der unterschiedlichen Inhalationsgeräte in einer erfolgreichen Asthmatherapie eine besondere Bedeutung zu (→ Einmaleins des Inhalierens: Wie inhaliere ich richtig?).

Controller

Es gibt Controller, die die Ursache der Asthmaentstehung - die chronische Entzündung der Bronchialschleimhaut – und damit die aus der Entzündung resultierende Überempfindlichkeit der Bronchien bekämpfen. Andere Controller bewirken eine Entspannung der verkrampften Bronchialmuskulatur und weiten die verengten Bronchien. Controller dienen dazu, das Asthma zu kontrollieren, sprich: Symptome zu beseitigen beziehungsweise zu minimieren und damit die Lebensqualität Ihres Kindes und der ganzen Familie zu erhöhen sowie Alltagsaktivitäten maximal oder in möglichst großem Umfang zu ermöglichen.

Um die schützende und vorbeugende Wirkung langfristig zu gewährleisten, müssen Controller regelmäßig angewendet werden. So wie das Asthma dauerhaft besteht, muss auch die Behandlung dauerhaft erfolgen.

Controller mit antientzündlicher Wirkung

Kortison zum Inhalieren

Der wichtigste und effektivste Wirkstoff der antientzündlich wirkenden Controller stammt aus der Gruppe der Kortikosteroide (kurz: Kortison). Durch die inhalative und gezielte Form der Anwendung ist eine niedrige Dosierung des Kortisons bei gleichzeitig guter Wirksamkeit und geringen Nebenwirkungen möglich.

Leukotrienhemmer

Leukotriene sind bestimmte Botenstoffe, die am entzündlichen Prozess der Asthmaentstehung beteiligt sind. Ihre Gegenspieler, die Leukotrienrezeptor-Antagonisten (oder einfacher: Leukotrienhemmer) mit dem Wirkstoff Montelukast, wirken entzündungshemmend und vorbeugend, indem sie unter anderem die Freisetzung von Histamin unterbinden. Montelukast wird in Tablettenform eingenommen und meist in Kombination mit inhalativem Kortison, manchmal aber auch als alleinige Dauertherapie eingesetzt.

Controller mit bronchienerweiternder Wirkung

Andere Substanzen, die eine Entspannung der Bronchialmuskulatur (Bronchospasmolyse) und eine Weitstellung der verengten Atemwege (Bronchodilatation) bewirken, heißen Betamimetika (die Einzahl lautet Betamimetikum). Betamimetika mit langanhaltender Wirkung werden als Controller, die mit schnellem Wirkeintritt als → Reliever eingesetzt.

Lang wirksame Betamimetika
Diese Substanzen entfalten ihre Wirksamkeit nach etwa zehn bis 30 Minuten für eine Dauer von bis zu zwölf Stunden. Durch die regelmäßige Anwendung werden die Atemwege, so der therapeutische Ansatz, anhaltend geweitet. Bekannte Wirkstoffe sind Salmeterol und Formoterol.

Abkürzend werden lang wirksame Betamimetika auch LABA (für den englischen Begriff: „Long Acting Beta-2-Agonists") genannt. LABA werden parallel zu kortisonhaltigen Medikamenten oder als Kombinationspräparat angewendet.

Kombinationspräparate
Sehr häufig werden in der Asthmatherapie auch Kombinationspräparate verschrieben, die die antientzündliche Wirkung von Kortison mit dem bronchienerweiternden Effekt von lang wirksamen Betamimetika in einem einzigen Präparat vereinen. Angeboten werden Kombinationspräparate als Pulverinhalatoren oder Dosieraerosole.

Anti-IgE-Antikörper
Diese Therapie hat das Ziel, die für das allergische Asthma verantwortliche Bildung von IgE-Antikörpern zu hemmen und damit die Entstehung von Asthma zu verhindern, bevor überhaupt allergische Reaktionen auftreten. Dieser Wirkstoff ist bislang zur Zusatzbehandlung bei schwerem, anhaltendem („unkontrolliertem") Asthma unter bestimmten Bedingungen zugelassen.

Spezifische Immuntherapie/SIT
Eine weitere Therapieoption beim allergischen Asthma ist die Spezifische Immuntherapie (SIT). Hierbei werden über einen Zeitraum von mehreren Jahren kleine Mengen des allergieauslösenden Allergens in Form von Spritzen, Tropfen oder Tabletten in regelmäßigen Abständen in langsam ansteigender Dosis verabreicht. Das Prinzip: Der Körper wird langsam an das Asthma verursachende Allergen gewöhnt und reagiert nicht mehr allergisch.

Reliever
Reliever sind Medikamente für den Notfall, also zum Einsatz bei einer plötzlich auftretenden Atemnot wie beim Asthmaanfall geeignet, bei denen es auf einen schnellen Wirkeintritt ankommt. Sie werden dementsprechend in inhalativer Form angewendet. Denken Sie daran, das Notfallspray immer bei sich zu tragen. Weitere Maßnahmen zum Umgang mit dem Notfall finden Sie im Kapitel „Selbstmanagement".

Kurz wirksame Betamimetika

Diese adrenalinähnlichen Substanzen zielen auf eine rasche Entspannung der glatten Muskulatur der Atemwege und bewirken innerhalb weniger Minuten eine Entkrampfung und Weitung der Bronchien. Abkürzend werden kurz wirksame Betamimetika auch SABA (für den englischen Begriff: „Short Acting Beta-2-Agonists") genannt. SABA können auch vorbeugend bei Anstrengungsasthma, beispielsweise vor sportlichen Aktivitäten in Schule oder Freizeit, angewendet werden. Bekannte Wirkstoffe sind Salbutamol und Albuterol.

Ein hoher Bedarf an SABA ist meist ein Anzeichen für eine ungenügende Asthmakontrolle – sprechen Sie mit Ihrem Kinder- oder Lungenfacharzt über eine eventuelle Therapieanpassung.

Anticholinergika

Diese Wirkstoffe verringern die Schleimmenge in den Atemwegen und verschaffen auf diese Weise Erleichterung bei akuter Atemnot. Sie wirken, indem sie einen Neurotransmitter namens Acetylcholin blockieren, der die Bildung von Schleim anregt. Anticholinergika zur Bronchienerweiterung können in Kombination mit SABA verordnet werden.

Akutbehandlung: Systemische Gabe von Kortison

Bei schweren Asthmaanfällen kann die „systemische" Verabreichung von Kortison, das heißt die Gabe in Form von Tablette, Zäpfchen oder Injektion, notwendig werden. Kortison erhöht die Wirkung der genannten Bedarfsmedikamente. Nach Erreichen einer guten Asthmakontrolle wird das systemische Kortison stufenweise wieder abgesetzt („ausgeschlichen").

Abkürzungen für die Substanzgruppen	
ICS	Inhalatives Glucocorticosteroid (Kortison zum Inhalieren)
OCS	Orales Glucocorticosteroid (Kortison zum Einnehmen)
LABA	Englisch: Long Acting Beta-2-Agonist = Lang wirksames Beta-2-Sympathomimetikum
SABA	Englisch: Short Acting Beta-2-Agonist = Kurz wirksames Beta-2-Sympathomimetikum

Asthma unterliegt in seinem Verlauf und seiner Ausprägung immer wieder auch Schwankungen, sodass die Therapie nicht nach einem statischen Konzept, sondern dem jeweiligen Beschwerdebild entsprechend nach dem sogenannten Stufenplan (→ Asthmakontrolle und Stufenplan) ausgerichtet wird.

Einmaleins des Inhalierens: Wie inhaliere ich richtig?

Wie bereits erwähnt, werden die meisten Asthmamedikamente inhaliert. Durch das Einatmen der Medikamente ist eine schnelle, direkte und nebenwirkungsarme Wirksamkeit gewährleistet.

Inhalationsgeräte, Inhalierhilfen und Inhalationsmethoden

Grundsätzlich gibt es bei den Inhalationsgeräten (auch als Inhalationssystem oder „Device" bezeichnet) die Unterscheidung zwischen Dosieraerosolen, Pulverinhalatoren und Feuchtinhalatoren. Die Verordnung beziehungsweise Anwendung hängt unter anderem vom Alter und der Kooperationsfähigkeit des Kindes ab.

Der Markt bietet eine Fülle von Produkten, bei denen neben der Funktionalität viel Wert auf die Form gelegt wird. Mit „stylishen" Designs wird versucht, die Therapietreue (→ Was ist Adhärenz?) der jungen Patienten anzureizen. Hier einen Überblick zu gewinnen, ist nicht ganz einfach: Lassen Sie sich ausführlich in die für Ihr Kind infrage kommenden Inhaliergeräte, die Inhalierhilfen und die jeweils notwendigen Atemtechniken einweisen.

Scheuen Sie sich nicht, Fragen zu stellen, wenn Ihnen etwas unklar sein sollte. Arzt und Praxispersonal unterstützen es, wenn die Patienten mitarbeiten und Interesse am aktiven Umgang mit der Erkrankung zeigen (→ Selbstmanagement).

Warum korrektes Inhalieren so wichtig ist

Damit inhalative Medikamente effektiv wirken, müssen sie korrekt eingesetzt werden. Eine Kenntnis der richtigen Anwendung ist daher notwendig. Zu den häufigen Fehlern gehören Überdosierungen und Unterdosierungen ebenso wie unregelmäßige Anwendungen. Es ist unter anderem bekannt, dass

- 59 Prozent der Patienten keine oder keine ausreichende Anleitung zum korrekten Inhalieren erhalten haben
- 45 Prozent der Kinder und Jugendlichen ihre Sprays nicht richtig anwenden
- 44 Prozent der Kinder und Jugendlichen die Inhalationssysteme nicht richtig anwenden

Die Folgen sind eine erhöhte Gefahr von Langzeitschäden und Komplikationen bis hin zu Noteinweisungen ins Krankenhaus. Mit der nötigen Kenntnis und Motivation sind sie leicht zu vermeiden.

Allgemeine Hinweise
Unabhängig vom System beachten Sie bei der Inhalation bitte einige allgemeingültige Regeln:

- Inhalation vorbereiten
- Mit aufrechtem Oberkörper (am besten im Stehen, sonst im Sitzen) inhalieren
- Langsam und entspannt ausatmen (abgewandt vom Inhalator)
- Das Mundstück fest mit den Zähnen und Lippen umschließen
- Inhalation auslösen und einatmen
- Je nach Gerät schnell oder langsam, immer jedoch tief einatmen
- Atem für etwa fünf bis zehn Sekunden anhalten, damit das Medikament genügend Zeit hat, die Wirkung in den Bronchien zu entfalten
- Langsam durch die Nase ausatmen (abgewandt vom Inhalator)
- Weitere Inhalationen frühestens nach einer Minute durchführen
- Vor den Mahlzeiten inhalieren oder nach der Inhalation den Mund gründlich ausspülen, um Nebenwirkungen an der Mundschleimhaut durch Wirkstoffreste zu vermeiden – dies gilt insbesondere bei der Anwendung von kortisonhaltigen Medikamenten

Dosieraerosole
Bei den Dosieraerosolen wird der Wirkstoff in Verbindung mit einem Treibmittel in einer festgesetzten Dosis („Hub") freigesetzt. Der Druck mit dem Finger auf das Wirkstoff-Treibgas-Behältnis und das gleichzeitige Einatmen erfordern jedoch eine gute Koordination, die kleinere Kinder oder auch „Asthmaneulinge" nicht auf Anhieb beherrschen.

Diese Hürde lässt sich mit einem Spacer, auch Vorschaltkammer genannt, umgehen. Der Sprühstoß wird in die Vorschaltkammer gelenkt und kann von dort eingeatmet werden. Eine Alternative bieten auch Dosieraerosole, bei denen der Sprühstoß durch die Einatmung freigesetzt wird (atemzugausgelöste Inhaliergeräte oder „Autohaler"). Eine Koordination von Sprühstoß und Einatmen ist hierbei nicht nötig, da der Freigabemechanismus über eine Federspannung funktioniert. Um diesen Mechanismus zu überwinden, müssen die Kinder jedoch in der Lage sein, kräftig einzuatmen.

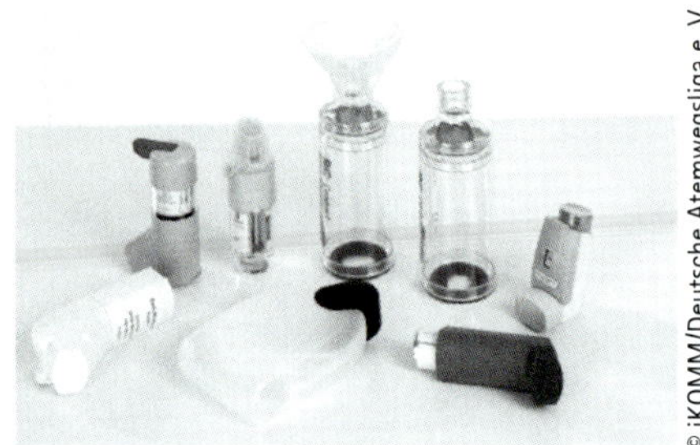
Dosieraerosole und Spacer (Auswahl)

Damit genügend Wirkstoff pro Sprühstoß freigesetzt wird, müssen Dosieraerosole unmittelbar vor der Anwendung gut geschüttelt werden.

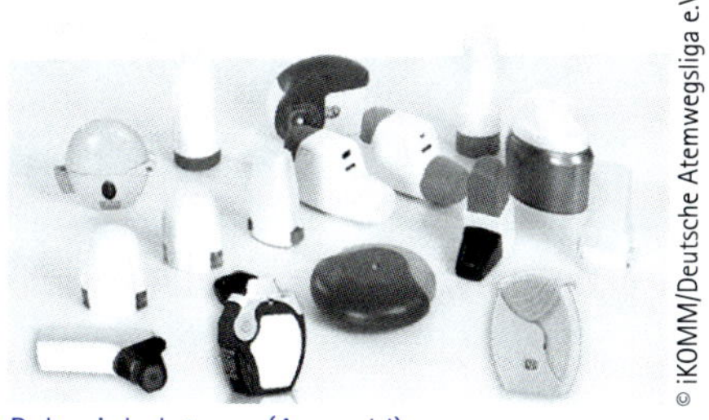

© iKOMM/Deutsche Atemwegsliga e.V.

Pulverinhalatoren (Auswahl)

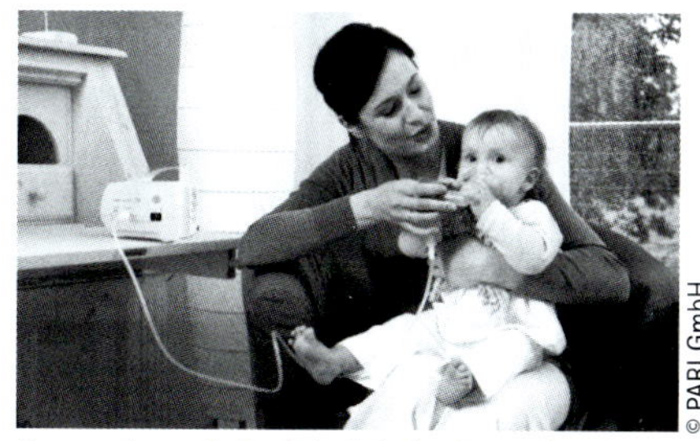

© PARI GmbH

Anwendungsbeispiel: Inhalation mit einem Feuchtvernebler über eine Mund-Nasen-Maske

Pulverinhalatoren

Bei Pulverinhalatoren wird der Wirkstoff in Form eines treibgasfreien Pulvers bereitgestellt, das entweder als Einzeldosierung oder als Wirkstoffreservoir für mehrfache Anwendungen im Handel ist. Anders als beim Dosieraerosol, bei dem das Medikament als fertiger Nebel vorliegt, wird beim Pulverinhalator der Wirkstoff erst beim Einatmen durch die Vermischung mit der Raumluft zum gebrauchsfertigen Inhalat. Zum Freisetzen des Medikaments aus einer Kapsel oder einem Wirkstoffreservoir muss je nach Gerät ein bestimmter Aktivierungsmechanismus ausgelöst werden.

Feuchtinhalatoren

Die Feuchtinhalation bietet sich vor allem für Säuglinge und Kleinkinder an, da hierbei eine kontinuierliche Vernebelung des Wirkstoffes unabhängig von der Atmung gewährleistet ist. Das zu inhalierende Medikament wird in Flüssigkeit – meist in physiologische Kochsalzlösung – eingebracht.

Über einen Kompressor oder ein ähnlich funktionierendes Prinzip wird ein Luftstrom erzeugt, der das Wirkstoff-Flüssigkeitsgemisch in feinste Teilchen zerstäubt. Die Einatmung erfolgt über eine Maske, die den Nasen-Mund-Bereich abdeckt, oder über ein Mundstück, das mit den Lippen umschlossen wird. Vorteile dieser Methode: Es sind keine tiefen Ein- oder Ausatemmanöver notwendig und die Luftwege werden bei jeder Inhalation angefeuchtet. Die Inhalation dauert mehrere Minuten und ist beendet, wenn die Lösung vollständig aufgebraucht ist.

Auf der Internetseite der Deutschen Atemwegsliga e. V. finden Sie unter dem Link www.atemwegsliga.de/richtig-inhalieren.html den Gebrauch aller handelsüblichen Inhaliergeräte sowie die Anwendung von Spacern in Videoclips und Text Schritt für Schritt erklärt. Dort sind ebenfalls die Herstellerinformationen zu den einzelnen Geräten als PDF zum Herunterladen und Ausdrucken bereitgestellt.

Asthmakontrolle und Stufenplan

Der Arzt wird bei der Diagnosestellung anhand von Häufigkeit und Ausmaß der Beschwerden die Anfangsbehandlung festlegen, von der er sich die optimale Asthmakontrolle in möglichst kurzer Zeit verspricht.

Gemäß den Empfehlungen der → Nationalen Versorgungsleitlinie Asthma (NVL) und der → Global Initiative for Asthma (GINA) werden in Abhängigkeit von bestimmten Kriterien drei Grade der Asthmakontrolle unterschieden:

- Kontrolliertes Asthma
- Teilweise kontrolliertes Asthma
- Unkontrolliertes Asthma

Kriterien der Asthmakontrolle*

Was bedeutet Asthmakontrolle?

Kriterium	**Kontrolliertes Asthma** (alle Kriterien erfüllt)	**Teilweise kontrolliertes Asthma** (ein bis zwei Kriterien innerhalb einer Woche erfüllt)	**Unkontrolliertes Asthma**
Symptome tagsüber	Nein	Ja	Drei oder mehr Kriterien des teilweise kontrollierten Asthmas innerhalb einer Woche
Aktivitäten im Alltag eingeschränkt	Nein	Ja	
Nächtliche Symptome/Erwachen	Nein	Ja	
Bedarfsmedikation/Notfallmedikament	Nein	Ja	
Lungenfunktion PEF oder FEV1	Normal	< 80 % des Persönlichen Bestwertes (PEF bei der Peak-Flow-Messung oder FEV1 in der Lungenfunktionsprüfung)	
Exazerbation** (Plötzliche Verschlechterung)	Nein	Eine oder mehrere pro Jahr	Eine pro Woche

*Die Angaben beziehen sich auf eine beliebige Woche innerhalb der letzten vier Wochen.
** Jede Exazerbation (Verschlechterung) innerhalb einer Woche bedeutet definitionsgemäß „Unkontrolliertes Asthma".
Definition Exazerbation: Episode mit Zunahme von Atemnot, Husten, Giemen und/oder Brustenge, die mit einem Abfall von PEF oder FEV1 einhergeht.
Modifiziert nach NVL, Auflage 2, Version 2, April 2012, ergänzt im August 2013.

Die jeweilige Behandlung orientiert sich ebenfalls an NVL-basierten Leitlinien, die in einem Stufenplan festgehalten sind. Der Stufenplan erlaubt notwendige Modifizierungen der medikamentösen Therapie – entsprechend dem jeweiligen Beschwerdebild.

Abhängig davon, wie gut das Asthma unter Kontrolle ist, passt der Arzt die Behandlung an. Haben Patient und Arzt die Erkrankung gut „im Griff" (stabil über einen Zeitraum von mindestens drei Monaten), wird versucht, die Therapie herunterzustufen („Step-down").

Kommt es dagegen immer wieder zu Beschwerden, muss die Behandlung intensiviert, also die nächsthöhere Therapiestufe genommen werden („Step-up"). Der Grundsatz lautet: So viel Therapie wie nötig, so wenig Therapie wie möglich!

Was Sie selbst, Ihre Familie und mit zunehmendem Alter Ihr Kind beitragen können, um die Symptome möglichst effektiv zu kontrollieren, erfahren Sie im Kapitel „Selbstmanagement".

Ergänzende Maßnahmen

Ergänzende („komplementäre") Maßnahmen wie Naturheil- und Entspannungsverfahren sowie physio- und psychotherapeutische Ansätze sind für viele Patienten eine wertvolle Unterstützung in der Asthmabehandlung.

Zahlreiche Kräuter aus der Natur haben schleimlösende oder muskelentkrampfende Inhaltsstoffe und können in die schulmedizinische Behandlung des Asthmas einbezogen werden. Darüber hinaus können Heilkräuter dazu beitragen, das Immunsystem zu stärken und damit beispielsweise die Anfälligkeit für Infekte als mögliche Trigger von Asthmaanfällen zu reduzieren.

Auch Naturheilmittel können Nebenwirkungen haben und nicht alle Substanzen sind für jeden Asthmapatienten gleichermaßen geeignet. Sie sollten den behandelnden Arzt Ihres Kindes über die von Ihnen angewendeten Naturheilverfahren informieren.

Das Erlernen allgemeiner Entspannungstechniken wie Autogenes Training, Yoga oder Ähnliche ist neben der allgemein ruhespendenden Wirkung geeignet, in einer Notfallsituation (→ Für den Notfall gerüstet) einen klaren Kopf zu behalten und gelassener zu agieren.

Atemgymnastik oder Physio- und Bewegungstherapie verhelfen dazu, die Atemmuskulatur und die Atemleistung zu stärken. Nach einer Einweisung durch medizinisches Fachpersonal können Sie viele Übungen mit Ihrem Kind auch zu Hause durchführen.

Asthma ist ursächlich keine psychogene, das heißt keine durch seelische Faktoren hervorgerufene Erkrankung. Allerdings können psychische Belastungen beim Asthmatiker Anfälle triggern. Emotionaler Stress kann verschiedene Gründe haben: ein genereller Zorn, von der Krankheit betroffen zu sein, eventuelle Schuldgefühle der Eltern, die sich auf das Kind übertragen, Leistungsdruck in der Schule, Streit mit Geschwistern oder Freunden, Angst und Unsicherheit im Asthmamanagement und viele mehr.

Wenn Sie als Eltern diese Ängste Ihrer Kinder nicht abfangen können oder von der Konfrontation mit der Erkrankung selbst sehr belastet sind, kann Ihnen vielleicht ein psychotherapeutisch basiertes Coaching helfen, den Blick auf Ihre Ressourcen und Ihre Kompetenzen zu lenken und sich nicht von Sorgen oder Panik bestimmen zu lassen. Auch der Austausch und das verständnisvolle Miteinander in einer → Selbsthilfegruppe können dazu beitragen, Ihre Zuversicht, Ihren Mut und Ihr Vertrauen angesichts der Herausforderung „Akzeptanz und Alltag mit Asthma" zu stärken.

Schulmedizin und komplementäre Maßnahmen schließen einander nicht aus, sondern versuchen durch gemeinsames Wirken, Synergieeffekte für den Patienten zu erzielen. Sinnvoll kombiniert können die Methoden zu verbesserter Asthmakontrolle und gesteigerter Lebensqualität führen.

Dauer- und Bedarfsmedikamente müssen auch bei ergänzenden Methoden nach ärztlicher Absprache angewendet werden. Eine alternative Therapie, die ohne die beschriebenen Asthmamedikamente auskommen würde, gibt es derzeit nicht.

Asthma gehört zu den Erkrankungen, bei denen Sie als Eltern gemeinsam mit Ihren Kindern aktiv Einfluss auf den Verlauf nehmen können. Mehr zu Möglichkeiten wie Schulungen und regelmäßigen Peak-Flow-Messungen sowie Tipps zum Einhalten der ärztlichen Verordnungen („Therapietreue"), Allergenvermeidung und Rauchverzicht finden Sie in den Kapiteln „Selbstmanagement" und „Alltag mit Asthma".

Selbstmanagement

Chronische Erkrankungen wie Asthma fordern Patienten und Angehörige dazu auf, über die medikamentöse Behandlung hinaus aktiv zur Krankheitsbewältigung beizutragen. Werden Sie als Eltern „Experte in Sachen Asthma" und beziehen Sie Ihr asthmakrankes Kind mehr und mehr in das Selbstmanagement der Erkrankung ein. Sie werden feststellen, dass Agieren und Kontrollieren besser sind und zu deutlich mehr Selbstbewusstsein und Sicherheit im Umgang mit dem Asthma führen als eine „Vogel-Strauß-Politik", weil Sie dann in problematischen Situationen in der Regel nicht mehr unsicher und vielleicht sogar panisch reagieren. Mehr gefragt als ein bloßes Ausführen der ärztlichen Anordnung sind Ihre Mitarbeit und Ihr Mitdenken.

Welche Rolle die Familie und das soziale Umfeld spielt, erfahren Sie im Kapitel „Alltag mit Asthma". Im Folgenden erhalten Sie einige Informationen über Schulungen und andere Möglichkeiten, die zu einem sicheren Umgang mit Asthma verhelfen.

Schulungen

In strukturierten Asthmaschulungen, die in Kliniken oder ambulant durchgeführt werden, lernen die jungen Patienten und ihre Eltern unter anderem:

- Medizinische Grundlagen und Zusammenhänge
- Den Umgang mit der Erkrankung im Alltag
- Arten und Anwendung von Medikamenten
- Korrektes Inhalieren
- Psychologische Aspekte
- Notfallvermeidung beziehungsweise Notfallmanagement
- etc.

Die Kursinhalte werden von einem interdisziplinären Team in kleinen Gruppen allgemeinverständlich und kreativ vermittelt. Keinesfalls handelt es sich bei den Schulungen um einen „trockenen Unterricht", vielmehr werden die Kursteilnehmer in alle Inhalte interaktiv einbezogen. Auch das Lachen hat seinen Platz und oftmals stellen Eltern und Kinder erleichtert fest, wie wenig das Asthma das Familienleben und die Freizeitaktivitäten beeinflussen muss.

Wissen ist im Umgang mit chronischen Erkrankungen wie Asthma eine der wichtigsten Ressourcen: Je besser Sie informiert sind und je angemessener Sie mit Ihren Kenntnissen in kritischen Situationen zu handeln lernen, desto angstfreier können Sie und Ihr Kind an das Thema Asthma herangehen und die Erkrankung ein selbstverständlicher Teil Ihres Familienlebens werden.

Die Gebühren für die Schulungen werden im Allgemeinen von den Krankenkassen oder gegebenenfalls durch das DMP (→ Einheitliche Versorgungsstandards) übernommen. Ob die für die mehrtägigen Kurse anfallenden Verpflegungskosten von Ihnen zu tragen sind oder unter bestimmten Umständen übernommen werden, klären Sie am besten im Vorfeld mit den Anbietern der Asthmaschulungen.

In den Schulungen lernen Sie auch, was Sie im häuslichen Umfeld selbst tun können, um die Erkrankung positiv zu beeinflussen und kritische Situationen „in den Griff" zu bekommen. Konsequent ausgeführt, sind die erlernten Methoden wirkungsvolle Instrumente der Asthmakontrolle für Sie selbst und den behandelnden Arzt. Durch das frühzeitige Erkennen und Entgegenwirken einer sich anbahnenden Verschlechterung können Noteinweisungen oftmals vermieden werden.

Peak-Flow-Meter und Asthmatagebuch

Ein wichtiges Hilfsmittel für die regelmäßige Kontrolle der Lungenfunktion unter häuslichen Bedingungen ist die Messung des „Peak Expiratory Flow", kurz: PEF oder: „maximale Strömungsgeschwindigkeit bei der Ausatmung". Mit dieser Messung erhält man eine Einschätzung über das Ausmaß der Verengung in den Atemwegen.

Dafür steht ein kleines und einfach zu bedienendes mechanisches oder elektronisches Messgerät – der sogenannte Peak-Flow-Meter – zur Verfügung, in das die Kinder hineinpusten.

Wenn Ihr Kind die Anwendung ein paar Mal geübt hat, wird ihm die korrekte Handhabung nicht schwerfallen. Zu beachten sind folgende Punkte:

- Immer das gleiche Gerät benutzen
- Immer im Stehen pusten (wenn möglich, sonst im Sitzen)
- Vor dem Pusten den Zeiger des Gerätes auf „Null" schieben (bei mechanischen Geräten)
- Tief einatmen
- Das Mundstück mit Lippen und Zähnen umschließen
- So schnell und heftig wie möglich in den Peak-Flow-Meter ausatmen
- Dreimal nacheinander messen
- Mehrfach täglich – mindestens morgens und abends – möglichst jeweils zur gleichen Uhrzeit messen
- Bei Verschlechterung jederzeit messen
- Die Werte im Asthmatagebuch eintragen

Messen und dokumentieren

Die Messergebnisse werden in Litern pro Minute (l/min) angegeben. Da die Werte je nach Gerät etwas unterschiedlich ausfallen und zudem von Alter, Größe und Geschlecht abhängig sind, gibt es keine absoluten Normwerte. Die Bereitschaft und die Fähigkeit, verlässlich zu kooperieren, besitzen Kinder ab etwa dem fünften Lebensjahr.

Führen Sie drei Messungen durch. Notieren Sie dann den höchsten Wert der drei Messungen in ein Asthmatagebuch, das Sie vom Arzt erhalten oder im Internet herunterladen können. Diesen „persönlichen Bestwert" (Abkürzung: PBW) Ihres Kindes ermitteln Sie am sinnvollsten während einer stabilen Phase der Erkrankung über zwei bis drei Wochen. Im Asthmatagebuch sollten auch die Medikation und die Asthmasymptome aufgezeichnet werden.

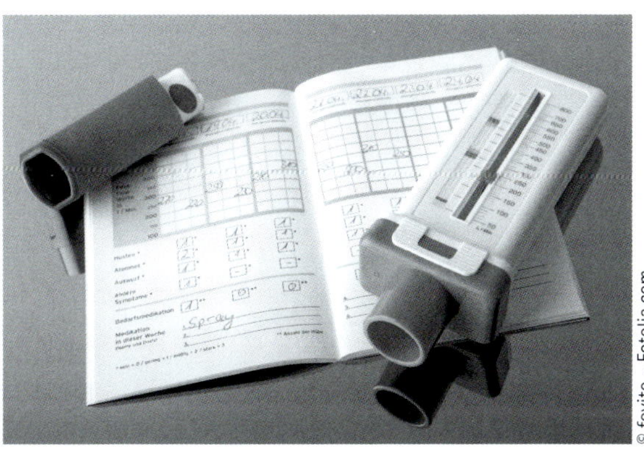

Asthmatagebuch und Peak-Flow-Meter mit Ampelschema sind sinnvolle und praktische Hilfsmittel für die häusliche Asthmakontrolle

Auch wenn es manchmal lästig ist, lohnt sich regelmäßiges Messen und Dokumentieren, da der Überblick über den Verlauf als „Frühwarnsystem" fungiert, das Ihrem Arzt und – mit zunehmendem Wissen und Verständnis der Erkrankung – auch Ihnen selbst ein rechtzeitiges Anpassen der Therapie ermöglicht.

Ampelschema

Der PBW dient als Richtgröße für den Verlauf der Asthmakontrolle. Abweichungen weisen frühzeitig auf eine Verschlechterung, eine erforderliche Therapieanpassung oder die Notwendigkeit hin, einen Arzt beziehungsweise die Notaufnahme einer Klinik aufzusuchen.

Die in Prozent angegebene Höhe der Abweichungen vom persönlichen Bestwert zeigt Ihnen an, was zu tun ist. Hilfreich ist hierbei die „Asthmaampel", die die Werte mithilfe der Ampelfarben visualisiert.

Anzeige Peak-Flow-Meter	Ausmaß der Beschwerden	Maßnahmen
Grüner Bereich	**Keine asthmatischen Beschwerden** Peak-Flow-Wert zwischen 80 bis 100 Prozent des PBW.	Keine Maßnahme erforderlich, die Behandlung weiterführen wie verordnet.
Gelber Bereich	**Mittelschwere asthmatische Beschwerden** Peak-Flow-Wert zwischen 50 und 80 Prozent des PBW.	Keine körperliche Anstrengung, →Lippenbremse, →atemerleichternde Körperstellung und Einnahme des Notfallsprays. Arzttermin vereinbaren, um eine eventuelle Therapieanpassung zu besprechen.
Roter Bereich	**Schwere asthmatische Beschwerden** Peak-Flow-Wert unter 50 Prozent (!) des PBW.	Keine körperliche Anstrengung, Lippenbremse, atemerleichternde Körperstellung und Einnahme des Notfallsprays und gegebenenfalls weiterer Medikamente, entsprechend dem Notfallplan handeln (→Für den Notfall gerüstet). Je nach Beschwerden: Sofort einen Arzt aufsuchen oder Arzttermin vereinbaren, um eine Therapieanpassung zu besprechen.

Asthmaampel: Anzeige im Peak-Flow-Meter

Mittlerweile gibt es kostenlose Apps, die über die Dokumentation der Messwerte hinaus viele weitere Funktionen in Sachen Asthmamanagement bieten.[1]

Atemerleichternde Übungen

In der Schulung werden Ihnen auch Techniken vermittelt, die bei Atemnot helfen, wieder besser Luft zu bekommen. Dazu gehören verschiedene atemerleichternde Körperstellungen wie auch die sogenannte Lippenbremse.

Atemerleichternde Körperstellungen

Eine Reihe von Körperstellungen führt bei einem Asthmaanfall ebenfalls zu einer Minderung der Luftnot. Allen Techniken gemeinsam ist die Entlastung des Brustkorbs vom Gewicht der Schulter und Arme. Der Effekt: Es gibt mehr Platz in Bauch- und Brustraum und die → Atemhilfsmuskulatur kann besser eingesetzt werden. Im Folgenden sind einige beispielhafte Übungen aufgeführt, die eine Verbesserung der Atmung bewirken.

1 Beispiel-App: AsthmaCheck, eine in Zusammenarbeit mit Lungenärzten und GINA entwickelte App, mit der Patienten ihren Asthmaverlauf jederzeit im Blick haben, Verschlechterungen dokumentieren und mit dem Arzt teilen können.

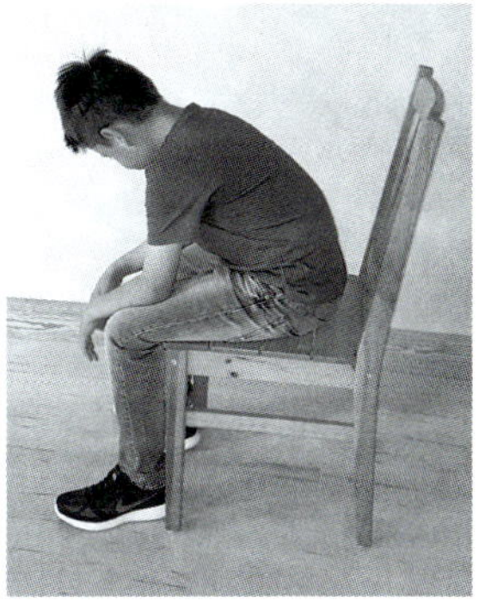

Kutschersitz

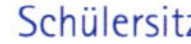

Schülersitz

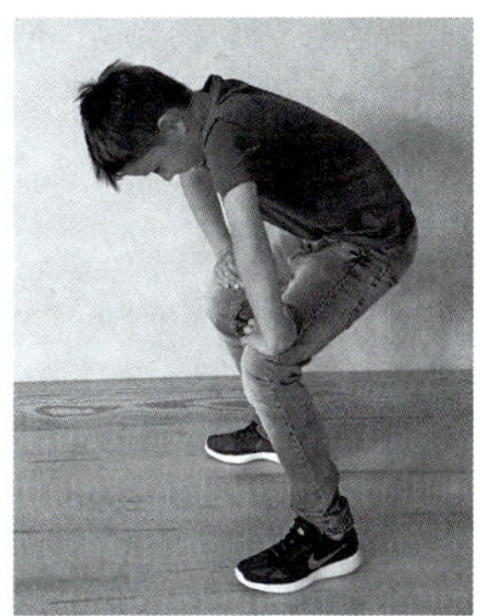

Torwartstellung

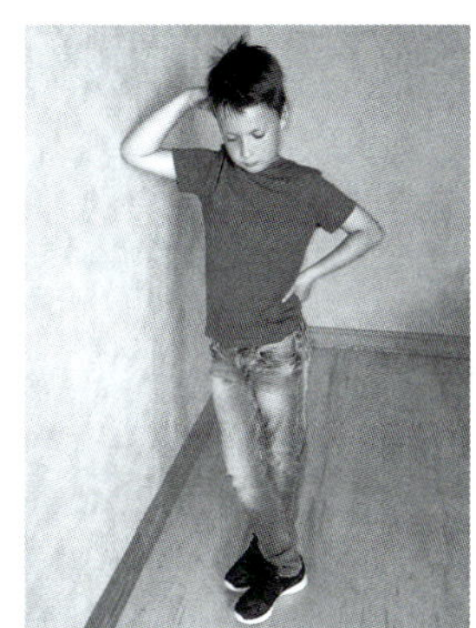

Joe Cool

Kutschersitz

Den Oberkörper im Sitzen etwas vorbeugen und die verschränkten Arme auf den Knien abstützen.

Schülersitz

„Verkehrt herum" auf einen Stuhl setzen, die verschränkten Arme auf die Stuhllehne stützen und die Stirn auf den Armen ablegen.

Torwartstellung

Im Stehen leicht nach vorne beugen und die Hände rechts und links auf die Oberschenkel abstützen. Die Beine sind leicht gespreizt und die Knie angewinkelt.

Joe Cool

Mit einer Hand den Kopf abstützen und den Ellenbogen an die Wand anlehnen, die andere Hand in die Hüfte stemmen. Das wandnahe Bein wird locker über das andere Bein gekreuzt.

Es gibt weitere Varianten an atemerleichternden Körperstellungen, die Sie in den Schulungen kennenlernen und trainieren. Die meisten Asthmapatienten finden ihren Favoriten, der ihnen bei Atemnot Linderung verschafft. Alle Übungen sollten von der „Lippenbremse" unterstützt werden.

Üben Sie atemerleichternde Körperstellungen und Lippenbremse in einer Phase, in der es Ihrem Kind gut geht. Je besser es die Übungen beherrscht, desto einfacher wird es sie bei einem Asthmaanfall „abrufen" und im Notfall umso besser handeln können. Es hilft gegen die mit der Atemnot einhergehende Angst, wenn Sie und Ihr Kind wissen, mit welchen Mitteln Sie ihr begegnen können.

Lippenbremse

Die Lippenbremse bietet die Möglichkeit, die bei Atemnot verengten Atemwege etwas besser weit zu halten. Diese Technik erleichtert die Ausatmung der in der Lunge verbliebenen Luft und hat zudem eine beruhigende Wirkung.

Fordern Sie Ihr Kind auf, durch die Nase einzuatmen und dann die Luft durch die locker aufeinander liegenden Lippen auszuatmen. Die Wangen blähen sich dabei etwas auf. Prinzip: Durch die abgebremste Ausatmung entsteht ein Gegendruck in den Atemwegen, sodass sie nicht so leicht von der Bronchialmuskulatur zusammengedrückt werden können. Die Lippenbremse eignet sich auch als Maßnahme vor Sport oder anderen körperlichen Anstrengungen, um einer Atemnot vorzubeugen.

Für den Notfall gerüstet

Neben den genannten Maßnahmen und Übungen ist es bei akuter Atemnot wichtig, jederzeit auf die Notfallmedikamente zugreifen zu können.

- Deponieren Sie die Asthmamedikamente an einem gut erreichbaren Ort
- Diesen Ort sollten alle Familienangehörigen und enge Freunde kennen
- Hinterlegen Sie dort ebenfalls gut sichtbar auch die Telefonnummern des behandelnden Kinderarztes, der Notfallaufnahme einer nahe gelegenen Klinik und des kinderärztlichen Bereitschaftsdienstes

Auch unterwegs – in der Schule, beim Sport, bei allen Freizeitaktivitäten – ist es wichtig, das Notfallset bei sich zu tragen.

Mit dem Wissen aus diesem Kapitel „im Kopf", wird es Ihnen und Ihrem Kind leichter fallen, bei akuter Atemnot ruhig und überlegt zu handeln und die aufgeführten Schritte zu befolgen:

- Atemerleichternde Körperstellung einnehmen
- Durch die „Lippenbremse" ausatmen
- Zwei Hübe des Notfallsprays inhalieren
- Weiterhin an „Atemerleichternde Körperstellung" und „Lippenbremse" denken
- Nach fünf bis zehn Minuten ohne Besserung:
  - Ruhe bewahren
  - Nochmals zwei Hübe des Notfallsprays inhalieren
  - Falls vorhanden: das vom Arzt verordnete Kortisonmedikament nehmen
  - Weiter an „Atemerleichternde Körperstellung" und „Lippenbremse" denken
- Nach weiteren fünf bis zehn Minuten ohne Besserung:
  - Ruhe bewahren
  - Eine der oben genannten Telefonnummern wählen oder über „112" direkt einen Krankenwagen anfordern
  - Weiterhin „Atemerleichternde Körperstellung" einnehmen und „Lippenbremse" machen

Chronische Erkrankungen wie Asthma sind lebenslange Begleiter der Betroffenen und, bei Kindern und Jugendlichen, auch ihrer Eltern sowie des sozialen Umfeldes. Wie Sie und Ihr Kind den Alltag mit Asthma meistern lernen, erfahren Sie im nächsten Kapitel.

Alltag mit Asthma

Die Diagnose Asthma wird bei Ihnen als Eltern sowie beim betroffenen Kind und nicht weniger bei den Geschwistern Ängste, Unsicherheiten und Fragen aufwerfen. Mit dem bisher in diesem Buch aufgeführten Asthmawissen fühlen Sie sich vielleicht schon ein wenig gewappnet, um sich der Herausforderung zu stellen.

Es braucht seine Zeit, das Asthma zu akzeptieren, alle mit der Erkrankung einhergehenden Maßnahmen in die Alltagsroutine zu integrieren sowie Zuversicht und Mut zu entwickeln, wo im Anfang Sorge, Wut und „Hadern mit dem Schicksal" den Blick verstellen.

Seien Sie sicher: Asthma entsteht nicht als Konsequenz eines Fehlverhaltens in der Vergangenheit oder „falscher" Erziehungsmaßnahmen. Auch psychische Faktoren sind nicht ursächlich dafür verantwortlich, dass Ihr Kind Asthma entwickelt hat. Dass Emotionen dagegen beim asthmakranken Kind Anfälle triggern können, wurde bereits beschrieben.

Suchen Sie sich sensible und starke Wegbegleiter aus dem Familien- oder Freundeskreis, die Sie bei der Auseinandersetzung und im Handling mit der Erkrankung unterstützen. Auch der Austausch mit anderen Betroffenen kann hilfreich sein. Mehr dazu erfahren Sie im Abschnitt „Selbsthilfegruppen". Wenn Sie weitere Hilfe benötigen, um den ersten Schock und alle damit verbundenen Emotionen zu verarbeiten, scheuen Sie sich nicht, professionelle psychologische Hilfe in Anspruch zu nehmen.

Es gibt kein „Schema F", das für alle gleichermaßen geeignet ist. Alle Gefühle haben ihre Berechtigung – geben Sie ihnen den notwendigen Raum und sich und Ihrer Familie die Zeit, die Sie individuell benötigen. Bleiben Sie dennoch zuversichtlich und aktiv: Sie werden in Ihre neue Aufgabe hineinfinden und auch an ihr wachsen, wenn Sie selbst Stück für Stück Verantwortung übernehmen.

Beziehen Sie Ihr Kind altersentsprechend in die Therapiemaßnahmen und -entscheidungen zunehmend mit ein. Machen Sie Ihr Kind mehr und mehr zum „Ko-Therapeuten", fördern sie sein Zutrauen in sich selbst und in seine Fähigkeit, schrittweise selbst Verantwortung in der täglichen Asthmaroutine zu übernehmen.

Das kann beispielsweise damit anfangen, dass Sie Ihr Kind entscheiden lassen, wo es inhalieren möchte, ob es zum Beispiel eine bestimmte Musik oder Geschichte dazu hören möchte. Später kann es nach Ihrer Anleitung selbstständig die Notfallmedikamente auf Vollständigkeit und Ablaufdatum überprüfen, die Arzttermine notieren oder in einer App speichern etc. Wichtig ist es, sowohl Unter- als auch Überforderung zu vermeiden. Sie werden merken, wie weit Ihr Kind in seiner Selbstständigkeit voranschreitet. Geben Sie ihm bei wachsender Autonomie aber die Sicherheit, dass Sie die Fäden im Hintergrund noch zusammenhalten.

Vermeiden Sie bei aller Fürsorge eine Sonderstellung innerhalb der Familie für Ihr asthmakrankes Kind. Vergessen Sie nicht sich selbst, nicht die Geschwister und nicht Ihren Partner. Nehmen Sie sich bewusst Auszeiten, überlassen Sie die Betreuung auch einmal anderen Personen wie Großeltern oder Freunden, die Sie zuvor in das Asthmamanagement eingewiesen haben.

Umgang mit Konflikten

Bei dem hohen Maß an Disziplin und Eigenverantwortung, das die Erkrankung erfordert, werden Konflikte nicht ausbleiben. Einen häufigen Streitpunkt stellt die regelmäßige Einhaltung der ärztlich mit Ihnen und Ihrem Kind getroffenen Therapieabsprachen („Therapietreue" oder fachsprachlich: Adhärenz) dar. Gerade in beschwerdefreien Krankheitsphasen fällt es vielen Patienten – verständlicherweise – schwer, den Behandlungsnutzen zu sehen und die notwendigen Inhalationen und Peak-Flow-Messungen „trotzdem" konsequent fortzuführen.

Was ist Adhärenz?

Die Zeiten, in denen Ärzte ihren Patienten eine Therapie ohne Rücksicht auf deren Einwände, Bedenken oder Sorgen „verpasst" haben, sind glücklicherweise vorbei. Grundpfeiler einer erfolgreichen Therapie sind die gemeinsam getroffenen Vereinbarungen zwischen Patient und Arzt sowie Pflegepersonal. Adhärenz bedeutet Kommunikation und Festlegen der Behandlungsziele auf Augenhöhe.

Im angloamerikanischen Sprachraum wird Adhärenz mit dem Begriff „shared decision making" (abgekürzt SDM), also dem Teilen der jeweiligen Information und einer gemeinsamen Entscheidungsfindung, ähnlich beschrieben. Untersuchungen wie die von der amerikanischen Medizinerin Sandra R. Wilson und anderen Wissenschaftlern durchgeführte BOAT[2]-Studie (2010) belegen, dass gelungene Adhärenz die Asthmakontrolle nachhaltig verbessert.

2 BOAT = Better Outcomes of Asthma Treatment
(deutsch: Bessere Endergebnisse der Asthmabehandlung)

Zur Adhärenz gehören ...

- Konsequentes Befolgen des gemeinsam beschlossenen Behandlungsplanes
- Regelmäßige Einnahme der verschriebenen Arzneimittel
- Einhalten besprochener Lebensstiländerungen (beispielsweise Rauchverzicht für Eltern)
- Einhalten vereinbarter Termine
- etc.

Therapietreue beeinflusst den Behandlungserfolg nachhaltig. Das wissen vermutlich auch die meisten Patienten. Aber was sind die Hindernisse, die sich trotz aller Einsicht manchmal in den Weg stellen? Die Weltgesundheitsorganisation (WHO, 2003) nennt fünf Faktoren, die Adhärenz beeinflussen:

Patientenbezogene Faktoren wie

- Angst vor Nebenwirkungen
- Psychosozialer Stress
- (Mangelhaftes) Wissen über die Erkrankung
- etc.

Krankheitsbedingte Faktoren wie

- Schwere der Symptome
- Verfügbarkeit wirksamer Therapien
- Fortschreiten der Erkrankung
- etc.

Sozioökonomische Faktoren wie

- Bildungsniveau
- Wirtschaftliche Situation
- Soziales Umfeld (Unterstützung)
- etc.

Medizinische/gesundheitspolitische Faktoren wie

- Aufklärung des Patienten
- Vertrauen zu Arzt und medizinischem Personal
- Systemkapazitäten wie zum Beispiel Praxisnähe zum Wohnort
- etc.

Therapiebezogene Faktoren wie

- Dauer der Behandlung
- Komplexität der therapeutischen Maßnahmen
- Nebenwirkungen
- etc.

Offen sein und Hilfe suchen

Wenn es mit der Therapietreue einmal hapert und Sie mit Ihren Argumenten beim Nachwuchs nicht „landen", oder es Ihnen als Eltern selbst zwischenzeitlich schwerfällt, die notwendige Disziplin aufzubringen, hilft oft schon ein offenes Gespräch mit dem Arzt. Aber auch vertraute Personen können bei der Therapietreue unterstützen: Partner, andere Betroffene, beste Freunde ... Vielleicht hilft Ihnen auch der Besuch einer Selbsthilfegruppe, um kritische Phasen im Umgang mit dem Asthma zu überwinden.

Bei einem länger anhaltenden Motivationstief lohnt sich ein genauerer Blick auf die Ursachen und Hintergründe. Oftmals lassen sich gerade aus Krisen und Niederlagen positive Rückschlüsse ziehen. Vielleicht helfen Ihnen folgende Fragen, um den Ursachen für eine nachlassende Motivation auf die Spur zu kommen. Und manchmal liegt in der Beantwortung der Fragen schon die Lösung für das Motivationstief:

- Fällt es Ihnen/Ihrem Kind schwer, das Asthma zu akzeptieren?
- Fühlen Sie/fühlt Ihr Kind sich von der Therapie überfordert?
- Fühlen Sie/fühlt Ihr Kind sich unzureichend unterstützt?
- Fühlen Sie/fühlt Ihr Kind sich unzureichend informiert?

Versuchen Sie, Ihrem Kind den „Lohn der Mühe" vor Augen zu führen: Wenn ich meine Medikamente regelmäßig einnehme/korrekt inhaliere, erreiche ich, dass ...

- es mir generell besser geht
- meine Atemsituation sich längerfristig bessert und ich möglicherweise weniger Medikamente einnehmen kann
- ich seltener zum Arzt muss
- ich weniger Ausfälle bei Freizeitaktivitäten (Sport, Feste, Ausflüge, Hobbys, Discobesuch) habe
- ich weniger „Stress" mit den Eltern habe
- ich selbst ein Erfolgsgefühl erlebe

Tipps zum Aufrechterhalten der Motivation

- Nehmen Sie Ihr Kind in seinen Sorgen und Ängsten ernst
- Zeigen Sie Verständnis für Wut und Ärger über bestimmte mit dem Asthma verbundene Einschränkungen
- Vermitteln Sie Ihrem Kind jedoch auch die **berechtigte Aussicht** auf größtmögliche Normalität in Alltag, in Schule, Freundeskreis und bei Freizeitaktivitäten
- Beziehen Sie Ihr Kind so früh wie möglich aktiv in die häusliche Therapieplanung sowie in die Arztgespräche ein (Stichwort: Ko-Therapeut)
- Loben und bestärken Sie jede Therapieeinhaltung positiv

Erfolgstagebuch

Manche Menschen berichten davon, dass ihnen das Führen eines Tagebuchs mit den Erfolgs- und Glücksmomenten über therapiemüde Phasen hinweg hilft. Kurze Notizen oder kleine Piktogramme wie Smileys oder Ähnliches machen die positiven Erlebnisse sichtbar, die sonst leicht vergessen werden. Dazu kann genauso gut das Festhalten alltäglicher, „asthmaunabhängiger" Gegebenheiten gehören, die die Freude über gelungene Taten im wahrsten Sinne vor Augen führen.

Digitale Begleiter

Kostenlose Apps, die neben Asthmatagebüchern und Tests zur Asthmakontrolle diverse Funktionen wie Daten zur Feinstaubbelastung, Pollenflugkalender, E-Mail-Services, Erinnerungsfunktionen und einiges mehr bieten, tragen insbesondere bei älteren Kindern und Jugendlichen häufig zur Motivation bei.

Erinnerungshilfen für die täglichen Maßnahmen

Kleine Tricks können gegen das Vergessen der Therapiemaßnahmen helfen:

- Inhalation/en und Peak-Flow-Messungen immer zu/r gleichen Tageszeit/en durchführen (bei Verschlechterung jederzeit)
- Memo-Sticker an Kühlschrank, Badezimmerspiegel oder Ähnlichem anbringen
- Maßnahmen mit bestimmten Ritualen/Routinehandlungen verknüpfen
- Erinnerungsfunktion über App aktivieren (beispielsweise bestimmten exklusiven Klingelton programmieren, der an das Inhalieren etc. erinnert)

Mein persönliches Erfolgstagebuch

Woche vom 15.-21. Mai

		☺	😐	☹
	Meine Therapie eingehalten			
	Peak-Flow-Messung und Inhalation			
Mo		✗		
Di			✗	
Mi			✗	
Do				✗
Fr		✗		
Sa		✗		
So			✗	
	Arzttermin/e eingehalten	✗		

 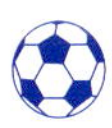 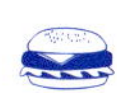   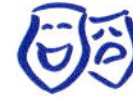 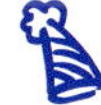 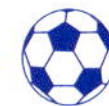 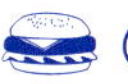 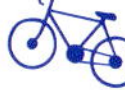

	Fit für meine Freizeitaktivitäten			
Mo	Fußballtraining	✗		
Di	Radfahren mit Mama		✗	
Mi				
Do	Geburtstagsfeier bei Julian		✗	
Fr				
Sa	Disco	✗		
So	Auftritt mit Theatergruppe		✗	

Asthma in der Pubertät

Die Pubertät stellt die Jugendlichen selbst sowie ihre Eltern vor diverse Probleme und Herausforderungen – auch ohne Asthma. In einer Phase, in der das Streben nach Unabhängigkeit stark ausgeprägt ist, werden jede chronische Erkrankung und zeitlich gebundene Maßnahmen als besonders einschränkend und als große Belastung empfunden. Therapietreue und damit einhergehend eine gute Asthmakontrolle bleiben oft auf der Strecke.

Die Ablösung vom Elternhaus und das Bedürfnis nach Zugehörigkeit zur Clique – ohne krankheitsbedingte Außenseiterposition –, das Ausprobieren von Alkohol, Zigaretten und anderen Drogen erschweren eine adäquate Asthmatherapie in dieser sensiblen Phase des Übergangs vom Kind zum jungen Erwachsenen. Konkret reduziert etwa Nikotinkonsum die Wirkung der inhalativen Medikamente, und die langfristig schädlichen Auswirkungen des Rauchens sind für die angegriffenen Atemwege von Asthmatikern ungleich gravierender, als sie es für ihre gesunden Altersgenossen ohnehin sind.

Hier ist großes Einfühlungsvermögen sowohl von der Familie als auch vom Ärzte- und dem gesamten Betreuungsteam gefordert. In einer Befragung zur Adhärenz gaben Jugendliche den Wunsch nach Teilhabe an den Aktivitäten der Freunde, ungestörten Schlaf und die Sorge vor „Exazerbation", also einer Krankheitsverschlechterung, zwar als fördernd bei der Therapieeinhaltung an, andererseits sind Vergesslichkeit und eine generelle Verdrängung des Asthmas in der Phase der Pubertät kontraproduktiv wirkende Kräfte in Sachen Asthmamanagement.

Von Eltern und Ärzten wünschen sich die Jugendlichen, nicht als Patient, sondern als Individuum und in ihrer Gesamtpersönlichkeit wahrgenommen zu werden. Gespräche wollen sie zunehmend alleine mit dem Arzt führen. Der Aufbau von Vertrauen und die Zusicherung von Vertraulichkeit spielen in einer jugendgerechten Asthmabetreuung eine wesentliche Rolle. Dann wird im Rahmen der ärztlichen Versorgung auch Raum für sensible Themen wie Sexualität, Alkoholkonsum oder Rauchen geschaffen und inwieweit das Asthma diese Entwicklungsphase beeinflusst – oder eben auch nicht.

Asthmaauslöser vermeiden

Es wird nicht gelingen, Kinder von allem fernzuhalten, was potenziell asthmaauslösend ist. Schwierig ist es gerade bei Pollenallergikern. Hier sind in der Pollenflugzeit die Medikamenteneinnahme sowie die Peak-Flow-Messungen (→ Peak-Flow-Meter und Asthmatagebuch) und insbesondere das Mitführen der Notfallmedikamente immens wichtig, um allergische Beschwerden zu begrenzen.

Informationen zu Pollenflugzeiten und der in der Luft zu erwartenden Pollenkonzentration in den unterschiedlichen Regionen Deutschlands erhalten Sie unter anderem vom Deutschen Wetterdienst. Aber auch durch andere Informationsdienste oder Wetter-Apps mit diesbezüglichen Vorhersagen gelingt es, die Zeiten der stärksten Belastung möglicherweise zu meiden. So lässt beispielsweise die Pollenkonzentration nach einem Regen nach und bietet einen unbeschwerteren Aufenthalt im Freien.

Bei anderen Asthmatriggern wie Tierhaaren oder Zigarettenrauch sowie körperlicher oder seelischer Belastung ist es einfacher, die Auslöser zu vermeiden, da die Möglichkeiten im eigenen Verhalten liegen. Auch bei einer Hausstaubmilbenallergie kann die Belastung durch einige Maßnahmen relativ gut eingegrenzt werden. Dazu gehören unter anderem allergendichte und bei hohen Wassertemperaturen waschbare Bezüge für Matratzen und Bettzeug sowie Luftreiniger oder Feinstaubfilter für die Staubsauger.

Gut zu wissen: Kuscheltiere können durch eine etwa 24-stündige Lagerung in der Kühltruhe oder durch regelmäßiges Waschen bei mindesten 60 Grad Celsius von Hausstaubmilben befreit werden.

Asthma und Rauchen

Passivrauchen kann nicht nur Asthmaanfälle auslösen, sondern ist in etwa fünf bis zehn Prozent der Fälle für die Entwicklung von Asthma mitverantwortlich. Kinder, die Zigarettenrauch ausgesetzt sind, erkranken neben dem Asthma bis zu 60 Prozent häufiger auch an anderen Erkrankungen wie Bronchitis, Lungen- und Mittelohrentzündungen, weiteren Allergien wie Neurodermitis oder Heuschnupfen sowie an Herz-Kreislauf-Erkrankungen. Übrigens: Auch nach dem Rauchen einer Zigarette verströmt der Raucher noch über einen erheblichen Zeitraum Schadstoffe. Für den Zigarettenkonsum auf den Balkon oder in den Garten zu gehen, reicht nicht aus, um die Kinder zu schützen.

Mit dem Rauchen aufzuhören, kostet einige Mühe. Wenn es Ihnen bisher nicht gelungen ist, sich vom „Glimmstängel" zu verabschieden, hilft Ihnen vielleicht die Aussicht darauf, dass Sie mit dem Nikotinverzicht nicht nur sich selbst, sondern auch Ihrem asthmakranken Kind zu mehr Wohlbefinden und einer deutlich gesteigerten Lebensqualität verhelfen. Sie müssen da nicht alleine durch: Hilfen für die Rauchentwöhnung sind zahlreich. Ärzte und Apotheker unterstützen Sie auf dem Weg zum Nichtraucher gerne mit Rat und Tat. Hilfreich können Nikotinpflaster und -kaugummis sein, die Entzugserscheinungen mindern. Oder fragen Sie bei Ihrer Krankenkasse nach Entwöhnungsprogrammen, die auf wissenschaftlicher Grundlage in Gruppen angeboten werden. Einige Krankenkassen beteiligen sich an den Kosten der zertifizierten Seminare, andere übernehmen die Gebühren in vollem Umfang.

Was ist in der Schule zu beachten?

Für die Lehrer ist es wichtig, über das Asthma Ihres Kindes informiert zu werden. Beziehen Sie Ihr Kind in das Gespräch mit ein, das wird sein Selbstvertrauen und sein Selbstverständnis im Umgang mit der Erkrankung stärken.

Die Lehrer sollten über potenzielle Einschränkungen, aber genauso über die Ressourcen des Kindes Bescheid wissen. Sie müssen beispielsweise berücksichtigen, dass die Konzentration des Kindes in einer Phase mangelhafter Asthmakontrolle „zurückgefahren" sein kann oder dass Kinder bei Atemnot auch während des Unterrichts inhalieren müssen (→ Nachteilsausgleich in der Schule). Lehrer sollten auch darüber informiert sein, ob beispielsweise Tierhaare oder körperliche Anstrengung asthmaauslösend sein können. Vor allem sollten sie Kenntnis haben, welche Anzeichen auf einen akuten Asthmaanfall hinweisen.

Eine Kopie des Notfallplanes (→ Für den Notfall gerüstet) sollte an einem zentralen Platz wie dem Lehrerzimmer angebracht sein. Empfehlenswert ist es auch, eine zusätzliche Ration der Notfallmedikamente dort zu lagern. Dem Klassenlehrer und weiteren Lehrkräften der Schule muss dieser Platz bekannt sein. Hinterlassen Sie in der Schule die Telefonnummer, unter der Sie während des Unterrichts möglichst verlässlich erreichbar sind.

Sport und Teilnahme am Sportunterricht

Die meisten Kinder haben Freude an Bewegung und sportlicher Betätigung. Zudem fördert Sport, ob in der Freizeit oder in der Schule, Körperwahrnehmung, Konzentrationsfähigkeit und soziale Entwicklung. Kinder mit Asthma sollen größtmögliche Normalität erfahren. Dazu gehört neben vielem anderen, dass sie an allen altersgerechten Aktivitäten teilnehmen können und Sport in Bezug auf ihr Asthma nicht als Risikofaktor erleben. Körperliches Training verbessert im Gegenteil die Lungenfunktion und bewirkt oftmals, dass Atemnot seltener auftritt.

Es gibt also keinen Grund, Kinder mit Asthma vom Sportunterricht zu befreien – es sei denn, eine akute Verschlechterung oder eine unzureichende Asthmakontrolle sprechen gegen körperliche Anstrengung.

Dabei sind lediglich einige Dinge zu beachten, die jedoch weniger das Sportprogramm als die Vor- und Nachbereitung betreffen. Dazu sollte Ihr Kind folgende Maßnahmen durchführen beziehungsweise beachten, über die auch die Sportlehrer informiert sein müssen:

- Mithilfe des Peak-Flow-Meters den aktuellen Zustand ermitteln und gegebenenfalls sehr anstrengende Übungen auslassen
- Zehn Minuten vor Sportbeginn, sofern vom Arzt verordnet, ein schnellwirksames Betamimetikum (→ Behandlung von Asthma) inhalieren
- Kaltstart unbedingt vermeiden: Ein intervallartiges Aufwärmtraining von mindestens zehn Minuten mit Belastungs- und Erholungsphasen als Vorbereitung auf die bevorstehende Anstrengung hilft, einer Atemwegsverengung vorzubeugen
- Das gilt auch für das Ende der sportlichen Aktivität: Nicht abrupt mit der Bewegung aufhören, sondern sie langsam reduzieren
- Ihr Kind sollte die Zeichen einer Verschlechterung wahrnehmen können und in der Lage sein, die sportliche Aktivität gegebenenfalls zu unterbrechen beziehungsweise rechtzeitig die gelernten Techniken zu Verbesserung der Atmung einzusetzen (atemerleichternde Körperstellung und/oder Lippenbremse)
- Nach dem Sport durch ein nochmaliges Messen mit dem Peak-Flow-Meter den aktuellen Lungenzustand ermitteln und gegebenenfalls handeln

Geeignete Sportarten sind unter anderem Schwimmen, Skaten, Radfahren, Joggen, Segeln, Wandern. Auch Leistungssport ist möglich, wie die Beispiele Mark Spitz (Olympiasieger im Schwimmen), Jackie Joyner-Kersee (Olympiasiegerin in der Leichtathletik) oder Denise Biellmann (Weltmeisterin im Eiskunstlauf) zeigen. In erster Linie sollte jedoch immer der Spaß am Sport und am gemeinschaftlichen Erlebnis im Freundeskreis stehen – ungetrübt von überhöhtem Leistungsdruck oder einer etwaigen Angst vor Asthmaanfällen.

Niemals vergessen: Notfallmedikamente und ein Getränk sowie beim Freizeitsport ein Handy sollten immer griffbereit sein. Ebenso ist auf einen gut erreichbaren Ort zu achten, damit das Kind im Fall des Falles Hilfe anfordern kann.

Asthma und Berufswahl

Die Auswahl geeigneter Ausbildungs- und Arbeitsplätze ist auch für jugendliche Asthmatiker relativ breit gefächert.

Nach dem Motto: „Gute Planung ist besser, als eine Ausbildung abbrechen zu müssen", sind einige Überlegungen ratsam, bevor die Entscheidung für eine berufliche Branche fällt. Vor allem sollten sich die Jugendlichen rechtzeitig vor Beginn der Ausbildung oder des Studiums Informationen einholen. An erster Stelle ist es der behandelnde Arzt, der bei der Einschätzung über mögliche Hinderungsgründe für den einen oder anderen „allergenbelasteten" Beruf Auskunft geben kann.

Des Weiteren sind speziell ausgebildete Reha-Berater der Bundesagentur für Arbeit die Anlaufstellen, die in einem persönlichen Gespräch bei der Berufsfindung behilflich sind. Gemeinsam sollte herausgefunden werden, welche Berufe mit der gesundheitlichen Einschränkung möglich und welche Schutzmaßnahmen gegebenenfalls nötig sind, bei denen aber gleichermaßen die persönlichen Neigungen und Fähigkeiten des Jugendlichen Berücksichtigung finden. Im Internet erhalten Sie unter www.arbeitsagentur.de/schule-ausbildung-studium oder www.arbeitsagentur.de/menschen-mit-behinderungen vielfältige Informationen, die für die berufliche Zukunft nützlich und hilfreich sind.

Die Gesellschaft für Pädiatrische Allergologie und Umweltmedizin (GPA) e. V. hat Empfehlungen für Allergiker erstellt, bei denen Berufe abhängig vom Schweregrad nach „geringem", „tragbarem" und „hohem" Risiko gelistet sind. Das Informationsmaterial kann eine gute Orientierung bei der Suche nach dem passenden Ausbildungs- oder Studienplatz bieten. Sie können es bei der GPA (siehe Anhang) anfordern oder im Internet herunterladen.

Informieren Sie den zuständigen Ausbilder und Kollegen des Vertrauens über das Asthma und welche Maßnahmen im Notfall nötig sind. Deponieren Sie gegebenenfalls eine Zusatzration der Notfallmedikamente an einem sicheren Ort am Arbeitsplatz.

Asthma und Reisen

Auch für die Urlaubsreise sind einige Planungen nötig, damit Sie mit Ihrem Asthmakind und der ganzen Familie „die schönste Zeit des Jahres" unbeschwert genießen können.

Für Allergiker besonders geeignete Urlaubsorte sind Nord- und Ostsee sowie Hochgebirgslagen, da in diesen Regionen die Pollenkonzentration geringer ist als im Landesinneren. Grundsätzlich stehen Ihnen die Türen zu vielen Ferienorten offen. Asthmatiker, die auf Pollen reagieren, sollten sich entsprechende Informationen über die Pollenbelastung zur gewünschten Urlaubszeit am Urlaubsort einholen.

In der folgenden Checkliste finden Sie einige Tipps für Ihre Urlaubsplanung:

- Allergikerfreundliche und nikotinfreie Unterkünfte auswählen
- Ärztliche Versorgung am Ferienort sicherstellen
- Pollenkonzentration am Urlaubsort im Internet, bei Krankenkassen oder den Patientenverbänden (siehe Anhang) recherchieren
- Bedarfs- und Dauermedikation in ausreichender Menge mitnehmen
- Notfallmedikamente nicht vergessen
- Reiserücktrittsversicherung abschließen
- Zeitverschiebung berücksichtigen (bei regelmäßiger Medikamenteneinnahme wichtig)

Was können Selbsthilfegruppen leisten?

Ein wesentliches Prinzip von Selbsthilfegruppen ist das Weitergeben von Erfahrungen und Wissen. Ratschläge in allen Fragen rund um das Thema Asthma lassen sich viel leichter auf die eigene Lebenssituation übertragen, wenn sie von Menschen vermittelt werden, die sich genau in die persönliche Lage einfühlen können. So suchen einige Eltern vielleicht Rat, weil ihr Kind wegen eingeschränkter Leistungsfähigkeit Ausgrenzung in Schule oder Beruf erlebt. Andere sind dankbar für Tipps, wie sie Phasen überwinden können, in denen der Frust über die Erkrankung gerade mal wieder die angenehmen Seiten des Lebens ausblendet.

Selbsthilfegruppen bieten aber viel mehr als nur Erfahrungsaustausch – bei gemeinsamen Freizeitaktivitäten und Unternehmungen spielt das Thema „Asthma" oftmals gar keine Rolle. Der Besuch einer Selbsthilfegruppe ist in der Regel kostenlos und verpflichtet zu nichts, auch nicht zur regelmäßigen Teilnahme.

Positive Effekte, über die Teilnehmer von Selbsthilfegruppen berichten, sind:

- Gesteigertes seelisches und körperliches Wohlbefinden
- Bessere Akzeptanz der Erkrankung
- Bessere Bewältigung von krankheitsassoziierten Problemen
- Erhöhtes Selbstvertrauen
- Vermehrte soziale Kontakte

Das regionale und bundesweite Netz an Selbsthilfegruppen für Patienten mit chronischen Atemwegserkrankungen ist mittlerweile recht groß. Ihre Arztpraxis oder Ihre Krankenkasse wird Ihnen entsprechende Gruppen und Kontaktdaten nennen können. In der Linkliste im Anhang des Buches finden Sie ebenfalls Adressen von Selbsthilfegruppen sowie von Patientenverbänden und weiteren wichtigen Anlauf- und Beratungsstellen.

Sozialrechtliche Aspekte

Menschen mit chronischen Erkrankungen wie Asthma können im Rahmen des Behindertenrechts staatliche Hilfen und Leistungen („Nachteilsausgleiche") in Anspruch nehmen, um finanzielle, berufliche, soziale oder gesundheitliche Einschränkungen aufzufangen. Erschrecken Sie nicht vor den Begriffen „Behinderung" und „Schwerbehinderung", diese sind juristisch definiert[3] und stellen kein Stigma dar – zumal die erbrachten Leistungen niemanden anzusehen sind. Betrachten Sie die staatlichen Hilfen als Ihr gutes Recht, das allen Menschen mit chronischen Erkrankungen zusteht, um ihnen und ihren Angehörigen den Lebensalltag zu erleichtern.

Um die vielfältigen Unterstützungsangebote in Anspruch nehmen zu können, sind einige Voraussetzungen zu erfüllen und es ist ein gewisser bürokratischer Aufwand notwendig, der sich aber letztendlich für Sie und Ihr Kind lohnen wird.

Schwerbehindertenausweis

Der Umfang der Leistungen hängt vom Ausmaß der Einschränkung ab. Zuständig für die Einstufung sind die Versorgungsämter, deren Adresse Sie bei der zuständigen Kommunalverwaltung, bei Ihrer Krankenkasse oder Ihrer Kinderarztpraxis erfragen können. Der behandelnde Arzt Ihres Kindes hilft auch bei der Antragsstellung. In den Versorgungsämtern beurteilen medizinische Gutachter nach allgemeingültigen Kriterien, aber auch einzelfallabhängig darüber, ob und in welchem Umfang eine Behinderung vorliegt, ausgedrückt als Grad der Behinderung (GdB). Eventuelle durch die Funktionsbeeinträchtigung entstehende gesundheitliche Folgeschäden werden als Grad der Schädigungsfolgen (GdS) angegeben.

Ein GdB ab 50 berechtigt nach versorgungsmedizinischen Kriterien zur Ausstellung eines Schwerbehindertenausweises.

3 Sozialgesetzbuch (SGB) Neuntes Buch (IX) – Rehabilitation und Teilhabe behinderter Menschen (§ 2 Absatz 1 und Absatz 2)

Bestimmung des GdB/GdS bei Kindern mit Bronchialasthma

Asthma-schweregrad	Symptome	GdB/GdS
Bronchialasthma geringen Grades	Hyperreagibilität (→Was ist Asthma) mit seltenen (saisonalen) und/oder leichten Anfällen, keine dauernde Einschränkung der Atemfunktion, nicht mehr als sechs Wochen Bronchitis im Jahr.	20–40
Bronchialasthma mittleren Grades	Hyperreagibilität mit häufigeren und/oder schweren Anfällen, leichte bis mittelgradige ständige Einschränkung der Atemfunktion, etwa zwei bis drei Monate kontinuierliche Bronchitis im Jahr.	50–70
Bronchialasthma schweren Grades	Hyperreagibilität mit Serien schwerer Anfälle, schwere Beeinträchtigung der Atemfunktion, mehr als drei Monate kontinuierliche Bronchitis im Jahr.	80–100

Merkzeichen „H"

Zusätzlich zum Grad der Behinderung können im Schwerbehindertenausweis bestimmte Merkmale festgehalten werden, die sich ebenfalls auf den Umfang der Vergünstigungen auswirken. Bei jungen Patienten mit schwerem Asthma wird beispielsweise „Hilflosigkeit" bis zum 16. Lebensjahr als gegeben angenommen und damit das Merkzeichen H eingetragen. Bei Besserung des Gesundheitszustandes oder nach Vollendung des 16. Lebensjahres kann diese Kennzeichnung entfallen – weil vorausgesetzt wird, dass die Jugendlichen dann fähig sind, die bis dato von anderen Personen geleisteten therapeutischen Maßnahmen selbstständig und eigenverantwortlich durchzuführen.

Ein Behindertenausweis muss regelmäßig neu beantragt werden („Neufeststellungsantrag"). Die Berechtigung dazu kann bei Besserung des Gesundheitszustandes entfallen oder der GdB gegebenenfalls heruntergestuft werden. Verschlechtert sich dagegen der Gesundheitszustand des Patienten, kann ein Antrag auf Erhöhung des Behinderungsgrades mit eventuell neuen Merkzeichen gestellt werden. Allerdings können sich auch die gesetzlichen Rahmenbedingungen ändern und Auswirkungen auf die Einstufung des GdB haben, die den individuellen Gegebenheiten nicht immer Rechnung tragen.

Nachteilsausgleiche im Überblick

Die Angaben im Behindertenausweis geben vor, welche Leistungen Ihnen/Ihrem Kind zustehen. Eine Auswahl möglicher Hilfen finden Sie im Folgenden aufgeführt.

Zu den GdB-abhängigen Nachteilsausgleichen zählen – bei entsprechenden Voraussetzungen – Leistungen zur medizinischen Reha wie Kinderheilbehandlungen und ähnliche Maßnahmen. Zu den Vergünstigungen im beruflichen Bereich gehören unter anderem Freistellung von Mehrarbeit und eine Woche Zusatzurlaub, im finanziellen Rahmen sind Steuerfreibeträge, gestaffelt nach Höhe des GbB, sowie unterhaltssichernde und ergänzende Hilfen möglich.

Für das Merkzeichen „H" gelten neben anderen Erleichterungen eine unentgeltliche Beförderung mit öffentlichen Nahverkehrsmitteln und ebenfalls steuerliche Entlastungen.

Nachteilsausgleiche in der Schule

Um die Chancengleichheit von Schülern mit krankheitsbedingten Einschränkungen gegenüber gesunden Kindern zu gewährleisten, haben die Kultusministerien der Länder Handreichungen mit entsprechenden Empfehlungen für Lehrer herausgegeben. Für Kinder und Jugendliche mit chronischen Erkrankungen wie Asthma finden einige dieser Maßnahmen ebenfalls Anwendung, wenn längere Fehlzeiten in der Schule zu Defiziten bei Unterrichtsinhalten und Prüfungsvorbereitungen führen.

Mögliche Anwendungsbeispiele sind:

- Verkürzung des Unterrichts durch Reduzierung von beispielsweise einem oder mehreren Nebenfächern
- Reduzierung der Hausaufgaben in einem bestimmten Rahmen, damit genügend Raum für Freizeitaktivitäten und Freundschaften bleibt
- Reduzierung der Aufgaben bei Klassenarbeiten
- Pausen bei Klassenarbeiten und Prüfungen mit entsprechender Zeitverlängerung
- Haus- oder Förderunterricht
- Kein Nachschreiben und keine Benotung von Klassenarbeiten. Die Notenbildung kann alternativ über Hausarbeiten oder Projekte erfolgen
- Verlängerung der Prüfungszeit (Angebot von Nachschreibeterminen)
- Sportunterricht ohne Benotung

Diese Regelungen stellen keine Bevorzugung dar: Die in den Bildungsplänen festgelegten Leistungsanforderungen für das jeweilige Fach/den jeweiligen Lernbereich und den jeweiligen Bildungsabschluss gelten auch für Schüler, die einen Nachteilsausgleich erhalten.

Art und Umfang der konkreten Anwendungen sind nach Absprache von Schulleitung, Lehrern und Eltern individuell zu entscheiden und sollten immer in Abwägung mit den vorhandenen Ressourcen der jungen Asthmapatienten erfolgen. Und nicht zuletzt sollte der Wunsch des Schülers nach „größtmöglicher Normalität" mit in die Entscheidung einbezogen werden. Manche Kinder empfinden es unter Umständen schwieriger, durch eine krankheitsbedingte Außenseiterposition aufzufallen als durch etwas schwächere Leistungen in der Schule.

Detaillierte Informationen zu verschiedenen sozialrechtlichen Fragestellungen erhalten Sie bei den Rentenversicherungsträgern, den Krankenkassen, dem Sozialverband VdK Deutschland und anderen Institutionen (→ Hilfreiche Adressen und Informationsquellen).

Fazit

Asthma ist mit den heute zur Verfügung stehenden Medikamenten und den nicht-medikamentösen Maßnahmen im Allgemeinen gut zu beherrschen. Wenn es Ihnen gelingt, die Rolle des „Gesundheitsmanagers" zu übernehmen, die Therapievorgaben einzuhalten und in Absprache mit Ihrem Arzt die Regie in Ihrer neuen Lebensrealität zu führen, dann werden Sie und Ihre Familie das Asthma als selbstverständlichen Teil Ihres Alltags erfahren und so unbeschwert wie möglich damit leben können.

Hilfreiche Adressen und Informationsquellen

Patientenorganisationen

Patientenorganisationen unterstützen Betroffene und Angehörige auf vielfältige Weise und mit unterschiedlichen Angeboten, zum Beispiel mit grundlegenden Informationen über die Erkrankung, Telefonberatung, Arztsuche, Adressen von Selbsthilfegruppen, als Ansprechpartner für sozialrechtliche oder allgemeine Fragen zur Erkrankung, mit Bestell- oder Downloadservices von Infomaterial und vielem mehr.

beta Institut für angewandtes Gesundheitsmanagement, Entwicklung und Forschung in der Sozialmedizin gGmbH
Kobelweg 95
86156 Augsburg
Telefon: +49 (0) 821-45054-0
info@beta-institut.de
www.beta-institut.de

Deutsche Atemwegsliga e. V.
Raiffeisenstr. 38
33175 Bad Lippspringe
Telefon: +49 (0) 52 52-9 33 615
kontakt@atemwegsliga.de
www.atemwegsliga.de

Deutsche Lungenstiftung e. V.
Reuterdamm 77
30853 Langenhagen
Telefon: +49 (0) 511-21 55 110
deutsche.lungenstiftung@t-online.de
www.lungenstiftung.de

Deutsche Patientenliga Atemwegserkrankungen e. V.
Adnet-Str. 14
55276 Oppenheim
Telefon: +49 (0) 6133-35 43
info@pat-liga.de
www.pat-liga.de

Deutscher Allergie- und Asthmabund e. V.
An der Eickesmühle 15-19
41238 Mönchengladbach
Telefon: +49 (0) 21 66-64 78 820
www.daab.de

Gesellschaft für Pädiatrische Allergologie und Umweltmedizin (GPA) e. V.
Rathausstraße 10
52072 Aachen
Telefon: +49 (0) 241-980 04 86
GPA.eV@t-online.de
http://www.gpau.de

Sozialverband VdK Deutschland e. V.
Linienstraße 131
10115 Berlin
Telefon: +49 (0) 30-9210580-0
Telefax: +49 (0) 30-9210580-110
kontakt@vdk.de
www.vdk.de/deutschland

Eine Übersicht über die VdK-Landesverbände und die entsprechenden Kontaktdaten finden sie unter
http://www.vdk.de/deutschland/pages/der_vdk/4549/landesverbaende

Selbsthilfegruppen

Die zentrale Stelle mit einem breit gefächerten Informationsangebot rund um das Thema „Hilfe durch Selbsthilfe" ist die Nationale Kontakt- und Informationsstelle zur Anregung und Unterstützung von Selbsthilfegruppen (NAKOS). Sie nennt Ihnen auch Selbsthilfegruppen in Ihrer Nähe oder gibt Ihnen Tipps, wenn Sie vielleicht selbst eine Gruppe gründen möchten.

Nationale Kontakt- und Informationsstelle zur Anregung und Unterstützung von Selbsthilfegruppen (NAKOS)
Otto-Suhr-Allee 115
10585 Berlin-Charlottenburg
Telefon: +49 (0) 30-31 01 89 60
selbsthilfe@nakos.de
www.nakos.de

Lungensportgruppen
Lungensport in Deutschland e. V.
Raiffeisenstr. 38
33175 Bad Lippspringe
Telefon: +49 (0) 5252-93706-03
lungensport@atemwegsliga.de

Literaturtipps

Im Folgenden finden Sie eine kleine Auswahl für eine kindgerechte Informations- und Wissensvermittlung rund um das Thema Asthma.

Der Luftikurs für Kinder mit Asthma: Ein fröhliches Lern- und Lesebuch für Kinder und ihre Eltern.
Theiling, S., Szczepanski, R. & Lob-Corzilius, T. (2001). Trias-Verlag.

Asthmatraining für Kinder. Das Arbeitsheft: Durchführung von familienmedizinischen Schulungskursen nach dem Luftiku(r)s-Konzept.
Brockmann, G. & Jakutsch, S. (2005). Trias-Verlag.

Luft zum Leben – Asthma bei Kindern: Vom Kleinkindalter bis zur Pubertät.
Kabesch, M. (2007). Ullstein Buchverlage.

Die Kapitän-Nemo-Geschichten: Geschichten gegen Angst und Stress.
Petermann, U. (2016). Hogrefe Verlag.

Literaturverzeichnis

allergikus Allergie, Haut & Lunge. Mit Allergien leben. Ausgabe 2/2016. Herausgeber und Verlag: GFMK GmbH & Co. KG

Been, J. V. et al. (2014). Preterm Birth and Childhood Wheezing Disorders: A Systematic Review and Meta-Analysis. PLoS Medicine, 11(1), 1001596.

Bihlmaier, R. (2012). absichtlich – das Erfolgstagebuch. Bihlmaier Mentaltraining OHG.

Brinkenberger, A. (2013). Tagebuch PLUS - Mein persönliches Erfolgstagebuch mit Leitfragen zum Selbstcoaching: Wahrnehmen. Eintragen. Wertschätzen. Wachsen. tredition.

Callery, P., Milnes, L., Verduyn, C. & Couriel, J. (2003). Qualitative study of young people's and parents' beliefs about childhood asthma. British Journal of General Practise, 53(488), 185–190.

Cetiner, M. (2008). Lungenfunktionsdiagnostik bei jungen Kindern: Vergleich von Impulsoszillometrie und Spirometrie. Rheinisch-Westfälische Technische Hochschule (RWTH) Aachen. http://publications.rwth-aachen.de/record/49878/files/Cetiner_Metin.pdf [Januar 2017].

Friedl, A. (2012). Medikamente kompakt ASTHMA. Berlin: Stiftung Warentest.

Gesellschaft für Pädiatrische Allergologie und Umweltmedizin (GPA) e. V. (2008). Berufswahl bei Allergien der Atemwege und Asthma. Pädiatrische Allergologie.

Herzner, S. (2016). Schluss mit Rauchen: So hören Sie auf. Apotheken-Umschau. Baiersbrunn: Wort & Bild Verlag. http://www.apotheken-umschau.de/Rauchen. [Januar 2017].

Kreutz, I. (2016). Therapie nach Maß. Ärzte Zeitung. Springer Medizin Verlag GmbH, 29.6.2016.

Kroegel, C. (2005). Asthma: Eine Krankheit beherrschen lernen und beschwerdefrei leben. Stuttgart: Trias Verlag.

Maier, K. F. (2005). Aufatmen bei Asthma. Loeben: Kneipp-Verlag.

Nationale VersorgungsLeitlinie Asthma (2013). Langfassung 2. Auflage, Version 5. http://www.leitlinien.de/mdb/downloads/nvl/asthma/ph/asthma-kinder-kv2.pdf. [Januar 2017].

ONKO Internetportal (2015). Rauchen – Zahlen und Fakten. Deutsche Krebsgesellschaft e.V., Berlin. [Januar 2017].

Rehms, W. (2014). Asthma natürlich behandeln. Hannover: Schlütersche Verlagsgesellschaft.

Santer, M., Ring, N., Yardley, L., Geraghty, A.W. & Wyke, S. (2014). Treatment non-adherence in pediatric long-term medical conditions: systematic review and synthesis of qualitative studies of caregivers' views. BMC Pediatrics, 14(1), 63.

Schwarz, S. (2014). Die Asthmaschule für mein Kind. Hannover: Schlütersche Verlagsgesellschaft.
Velsor-Friedrich, B. (2004). Talking with teens about asthma management. The Journal of School Nursing, 20(3), 140–148.
Wilson, S. R. et al. (2010). Shared Treatment Decision Making Improves Adherence and Outcomes in Poorly Controlled Asthma. American Journal Respiratory Care Medicine, 181(6), 566–577.
World Health Organisation – WHO (2003). Adherence to long-term therapies: Evidence for action. http://apps.who.int/iris/bitstream/10665/42682/1/9241545992.pdf. [November 2016].

Ausgewählte Internetquellen

www.arbeitsagentur.de/schule-ausbildung-studium
www.arbeits-agentur.de/menschen-mit-behinderungen
www.allergiecheck.de/allergie/kreuzallergie.html
www.curado.de/spezielle-allergieformen-31179/
www.kinderaerzte-im-netz.de/krankheiten/asthma-bronchiale/was-ist-asthma
www.schuleundgesundheit.hessen.de/fileadmin/content/Themen/as/BZgA1.pdf